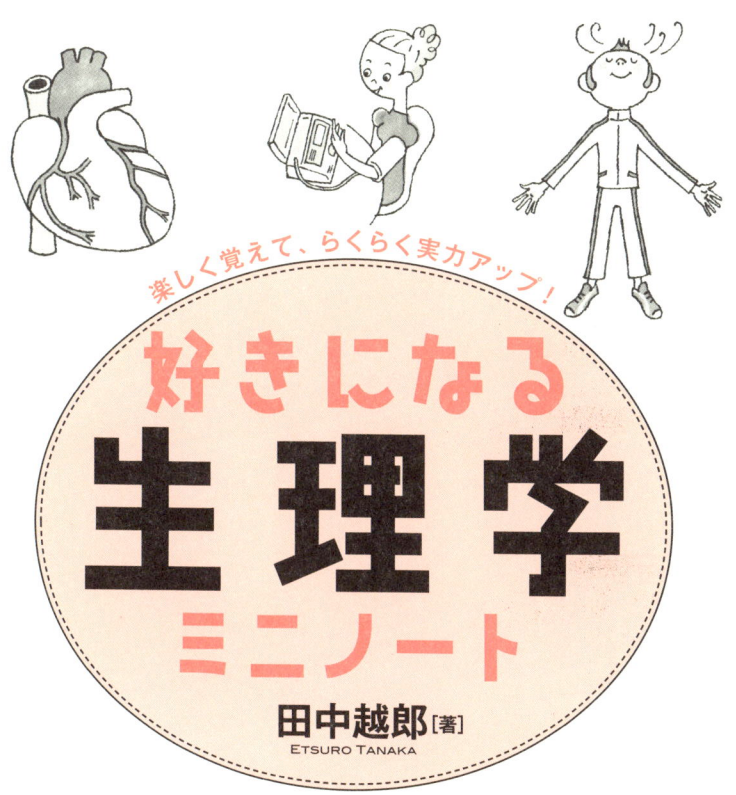

楽しく覚えて、らくらく実力アップ！

好きになる
生理学
ミニノート

田中越郎 [著]
ETSURO TANAKA

講談社サイエンティフィク

ブックデザイン
安田あたる

カバーイラスト
角口美絵

マンガ
高橋ナッツ

まえがき

『好きになる生理学』を上梓して5年がたった。平成20年5月現在11刷と、幸いそれなりに好評なようである。これまでに読者からは、もっと簡潔に記述してほしい、もっと病気のことやマンガを増やしてほしい、という要望が多く寄せられた。そこでそれらの要望に答えるべく作成したのが本書である。

全くの初学者でも理解できるように、かつ高校生でも気軽に読めるように、と『好きになる生理学』の中に登場した「田中家の人々」を再登板させ、各項目ごとに必ずマンガか図表を入れた。また本文は簡潔な文章にし、見出し文と説明文とに分けた。

重要な項目は見出し文に記述してある。この見出し文だけ理解すれば、生理学のかなりの範囲をカバーできると自負している。見出し文はそのまま丸暗記できるような形にしてあるので、できればこの見出し文だけは読後もずっと記憶しておいてほしい。将来きっと役にたつはずである。また重要な項目は赤文字にし、赤色シートを付けた。一般の成書では重要な名詞だけを赤文字にしたものが多いが、本書では名詞だけでなく鍵になる述語も赤文字にした。その方が理解や記憶のチェックに有効だと判断したからである。さらに生理学の細かい項目や病気のことはコラムにして説明した。

本書で最も理解してほしいことは大局観である。大局観とは、たとえば多細胞生物では細胞間の協調作業が必須であり、その連携をとるためにホルモンや神経のシステムがある、といった体全体に対する人体機能のマクロ的な概念のことである。そのため本書は3部構成にした。この分類法は従来の生理学テキストにはない分け方であるが、人体機能の大局観を理解するにはこの分け方が最適であろうと自負している。そしてこの大局観が理解でき、さらに生理学のもっと細かいことに関して興味がわいたら拙書『好きになる生理学』（講談社）、さらには『イラストでまなぶ生理学』や『イラストでまなぶ人体のしくみとはたらき』（とも

に医学書院）等のより詳しいテキストを参照して頂きたい。なお『好きになる生理学』を既に読んだ方に対しても、その内容の理解の整理や記憶の確認に使えるように配慮してある。本書で生理学の大局観を理解し、生理学に興味を示して頂ければ著者としては無上の喜びである。

　本書は高橋ナッツさんのマンガなしには完成しませんでした。本書に登場する田中家の人々はナッツさんの創作です。モデルは私ではないはずですが、微妙に似ている点もあり、個人的にはとても気に入っています。ナッツさんにはこの場をお借りしてあらためて御礼申し上げます。

　　平成 20 年 5 月

田 中 越 郎

本書の使い方

本書は各項目が見開き完結の構成になっています。各項目は、①本文（見出しと説明文）、②マンガもしくは図表、③コラム、④病気の基礎知識に分かれます。

本文
【見出し】重要事項を見出しとして記載。そのまま丸暗記できる形にしてあります。
【赤文字】重要な用語や鍵となる述語を赤文字に。添付の赤色シートを利用すれば、さらに学習効果アップ。

マンガ、図表
田中家の一家が活躍するマンガで、楽しく学習。簡潔にまとまった図解でわかりやすく。

---

7 門脈

◆胃腸の静脈は、いったん合流して門脈となり肝臓に行く。
　一般の静脈と異なり、胃腸の静脈はいったん合流して肝臓に向かう。この合流した血管を門脈という。門脈は肝臓に向かい、再度細かく枝分かれして、肝臓の組織から吸収した栄養分などを届けている。

◆肝臓は門脈と肝動脈との両者から血液を受けている。
　肝臓には本来の動脈も来ている。これを肝動脈という。心臓の冠動脈と発音は同じ。

硬変では食道静脈瘤ができ、これが破裂すると大出血を起こす。
　肝硬変では、肝臓内の門脈の流れが悪くなり、その分の血液が食道静脈に流れ込む。その結果静脈がふくらむ。これが食道静脈瘤である。食道静脈瘤の破裂は、肝硬変の大きな死因の1つ。

◆腸管からのリンパは合流して胸管となり、左鎖骨下で静脈に合流する。
　腹部と下肢からのリンパはすべて胸管という1本のリンパ管にまとめられ、胸部を上行し左鎖骨の裏側付近で静脈に合流する。リンパ管の途中途中にはリンパ節がある。

◆直腸の静脈は門脈ではなく、一般の静脈と同じ流れ方をする。
　坐薬のように直腸から吸収された薬は、肝臓を経由せずに全身に回る。坐薬は最初に肝臓を通過しないだけで、飲み薬よりも効果が強い。

> **がんの転移**
> 通常は、がん細胞はリンパ管もしくは血管を伝わって遠くに転移していく。胃腸のがんが転移するとき、血液に流れに乗って門脈を介してまず肝臓へ到達する。だから大腸がんでは肝転移が多い。リンパに乗れば、流れに沿ってリンパ節を腫瘍に転移しながら胸管から静脈に流れ込み、そして全身へ行く。がんの手術ではがん組織だけでなく、周囲のリンパ節も含めて切除する。

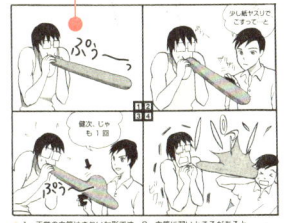

瘤と憩室

1. 正常の血管はきれいな形です。2. 血管に弱いところがあると…。3. 圧が加わるとそこがふくらむ。これが血管瘤です。4. そして、瘤が破裂すると非常にヤバイことになる。
動脈にできたふくらみを動脈瘤、静脈にできたふくらみを静脈瘤、大腸にできたふくらみを大腸憩室という。いずれも破裂しやすい。

病気の基礎知識　肝細胞がんの塞栓療法

肝臓は、門脈と肝動脈の両者から酸素や栄養の補給を受けている。正常な肝細胞は、門脈だけからの血液で生きている。しかし肝細胞がんは、主に肝動脈からの血液で生きている。そこで肝動脈を人為的に詰めて肝動脈の血流を止めると、正常な肝細胞は死なずがん細胞だけを殺すことができる。この方法は肝細胞がんの治療法として、広く行われている。

コラム
知っておくと学習に役立つ豆知識。

病気の基礎知識
関連する病気についても解説。

★各Partの最後には、過去の国家試験問題を出典とした確認問題がついています。

好きになる生理学ミニノート
CONTENTS

第1部 エネルギー維持システム

1 消化器
1. 口腔 …………………………… 2
2. 胃 ……………………………… 4
3. 胆汁と膵液 …………………… 6
4. 腸の消化と吸収 ……………… 8
5. 肝臓の働き …………………… 10
6. 黄疸と肝機能検査 …………… 12
7. 門脈 …………………………… 14

2 栄養と肥満
1. エネルギーとATP …………… 16
2. 三大栄養素 …………………… 18
3. エネルギー代謝と肥満 ……… 20

3 呼吸
1. 呼吸の目的 …………………… 22
2. 換気 …………………………… 24
3. 肺活量と1秒率 ……………… 26
4. 血液の酸性/アルカリ性と呼吸
  ……………………………… 28

第2部 体液維持システム

4 体液
1. 細胞外液と細胞内液 ………… 34
2. 膠質浸透圧と浮腫 …………… 36
3. 脱水と酸塩基平衡 …………… 38

5 血液
1. 血液の成分 …………………… 40
2. 赤血球 ………………………… 42
3. 白血球 ………………………… 44
4. 血液凝固 ……………………… 46
5. 血液型 ………………………… 48

6 免疫
1. 自己と非自己 ………………… 50
2. リンパ系 ……………………… 52
3. 抗体 …………………………… 54
4. アレルギー …………………… 56

7 循環
1. 心臓の構造 …………………… 58
2. 心音 …………………………… 60
3. 心拍リズムと不整脈 ………… 62
4. 冠動脈 ………………………… 64
5. 血圧 …………………………… 66
6. 収縮期血圧と拡張期血圧 …… 68
7. 末梢循環 ……………………… 70

8 腎臓
1. 腎臓とネフロン ……………… 72
2. 糸球体 ………………………… 74
3. 尿細管 ………………………… 76
4. 尿 ……………………………… 78
5. 腎の内分泌機能、腎不全 …… 80
6. 尿路 …………………………… 82

第3部 恒常性維持システム

9 内分泌
1. ホルモン……………………… 88
2. ホルモンの種類…………… 90
3. 視床下部、下垂体、甲状腺、副甲状腺…………… 92
4. 副腎……………………… 94
5. 膵臓……………………… 96

10 生殖
1. 性ホルモン………………… 98
2. 妊娠……………………… 100

11 神経
1. ニューロン………………… 102
2. 末梢神経系………………… 104
3. 中枢神経系………………… 106
4. 大脳……………………… 108
5. 感覚と閾値………………… 110
6. 皮膚感覚、痛覚、内臓感覚 112
7. 視覚……………………… 114
8. 聴覚、平衡感覚、味覚、嗅覚
 ……………………………… 116

12 運動系
1. 筋肉……………………… 118
2. 骨格筋…………………… 120
3. 骨、関節………………… 122
4. 皮膚……………………… 124
5. 体温と発汗……………… 126

確認問題　1…30　　4…85
　　　　　2…31　　5…128
　　　　　3…84　　6…129
巻末付録　主な血液検査項目…130

マンガ登場人物紹介

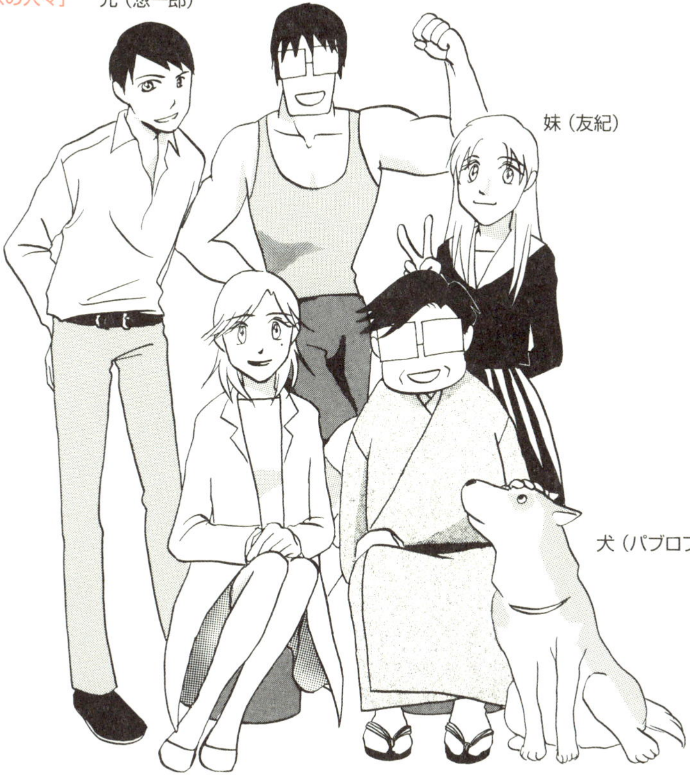

[田中家の人々]　兄（惣一郎）　弟（健次）

妹（友紀）

犬（パブロフ）

母　　父

● ところどころに出てくる「田中家の人々」を紹介します。

父…将棋棋士。一見、ぼーっとしているようにも見えるが、誰よりも周囲に気を配っている。運動不足で最近太ってきた。

母…生理学者でもあり、産婦人科医でもある。頭脳明晰のがんばり屋さん。お酒が大好き。

兄（惣一郎）…医学生。そこそこルックスもよい。普通に育って両親も安心している。

弟（健次）…筋肉を鍛えることが趣味の高校生。トレーニングの知識は抜群にある。友紀とは二卵性双生児の関係。

妹（友紀）…散歩が好きな高校生。一見おっとりしているが、実はスポーツ万能だったりする。健次とは二卵性双生児の関係。

犬（パブロフ）…シベリアンハスキー。頭がいい？

※この家族はフィクションであり、パブロフ（写真）以外は著者の家庭とは何の関連もありません。

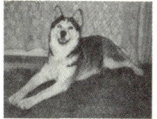

第1部

エネルギー維持システム

ヒトの体を動かすエネルギー源はATPです。そのATPは食物と酸素から作っています。消化器は食物を分解し、その栄養素を吸収しています。吸収された栄養素は体内で酸素と反応してATPになります。呼吸器はこのエネルギー産生に必要な酸素を体内に取り入れ、不要になった二酸化炭素を体外に排出しています。

CHAPTER 1 消化器

消化器は、口腔・食道・胃・腸という食物が通る1本の管のグループと、肝臓・胆嚢・膵臓という管に付随する臓器群とのグループに分けられる。

① 口腔

◆**永久歯は 32 本、乳歯は 20 本。**

ヒトの歯は、左右対称かつ上下対称に生えている。永久歯は切歯2本、犬歯1本、小臼歯2本、大臼歯3本の4倍で、合計32本。乳歯は大臼歯がなく合計20本。最後に生えてくるのが第3大臼歯で、この歯を俗に「親知らず」という。

◆**唾液はアミラーゼを含む。**

唾液の1日分泌量は約1.5Lであり、アミラーゼは、デンプンを分解して麦芽糖（マルトース）にする。唾液腺には耳下腺・舌下腺・顎下腺の3つがあり、ムンプス（おたふく風邪、流行性耳下腺炎）では、この耳下腺が腫れる。また、口と鼻の奥を咽頭といい、鼻腔の奥を上咽頭、口腔の奥を中咽頭、食道の入口を下咽頭と分ける。さらに気管の入口を喉頭という。

>
> ### 反回神経と嗄声
> 喉頭には声帯がある。声帯の主な構成成分は筋肉。呼吸時の空気の流れが声帯をふるわせ、声になる。声帯筋の緊張度を変えるといろんな声になる。この声帯筋を収縮させているのが反回神経である。反回神経は迷走神経の枝であり、この枝は副交感神経ではなく運動神経である。反回神経が麻痺すると声がでなくなる。声がでにくくなることを嗄声という。

嚥下のしくみ

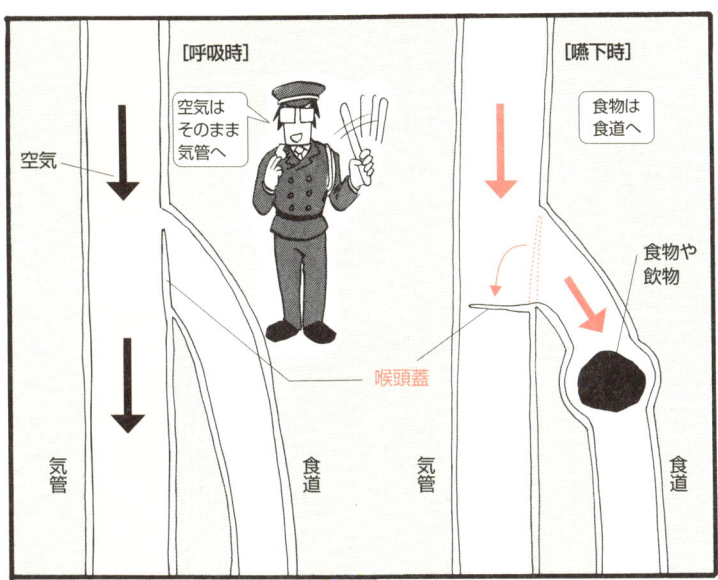

◆食べ物を飲み込むことを、嚥下という。普段は気管が開いており、空気を気管に送っている。嚥下時には気管を閉じ、食物を食道に送る。喉頭蓋は、食物と空気の交通整理役を担っている。なお、図ではわかりにくいが、食道と気管の経路は、咽頭部で交差している。

病気の基礎知識　嚥下性肺炎

　食物は口腔から食道へと送られるが、嚥下機能がうまくいかないと食物や唾液が気管に行き、肺に入ることがある。これを誤嚥といい、それにより起こった肺炎を嚥下性肺炎、誤嚥性肺炎、吸引性肺炎などという。嘔吐（吐くこと）したものには、酸性の胃液や食塊を含んでおり、この誤嚥による嚥下性肺炎は重症化しやすい。

❷ 胃

◆**食道は蠕動により食塊を胃に送っている。**

横に寝た状態でも、飲み込んだ食塊はきちんと胃に届けられる。

◆**胃液には塩酸、ペプシン、粘液が含まれている。**

胃液の塩酸は胃酸ともいい、殺菌作用やペプシンを働かせる作用がある。ペプシンは、酸性でのみ作用する蛋白分解酵素である。粘液は、胃自体を保護している。

◆**胃の機能は神経とホルモンの両者で調節されている。**

副交感神経である迷走神経が緊張すると、胃液分泌や胃運動が亢進する。また、胃酸分泌はガストリンというホルモンでも亢進する。

◆**アセチルコリン、ガストリン、ヒスタミンそしてプロトンポンプ。**

胃酸分泌に関連する物質として、この4つを覚えておこう。アセチルコリンは迷走神経末端から分泌される神経伝達物質。ガストリンは胃に食塊が入ると胃から分泌されるホルモン。分泌されたガストリンは、全身を回って胃に戻ってきて、胃酸分泌を促進する。ヒスタミンは、胃酸分泌細胞のそばにある細胞から分泌される分泌促進物質。そして、胃酸分泌細胞自体において胃酸の細胞外排出に直接かかわっている蛋白質が、プロトンポンプ。なおプロトンとは、H⁺のことである。

 食欲と脳・胃・脂肪細胞との関連

食欲を決めているのは、脳の視床下部である。空腹時には、胃からグレリンというホルモンが分泌されて、脳に空腹感を生じさせている。また、満腹時には、脂肪細胞からレプチンというホルモンが分泌されて、脳に満腹感を生じさせている。

胃液分泌のしくみ

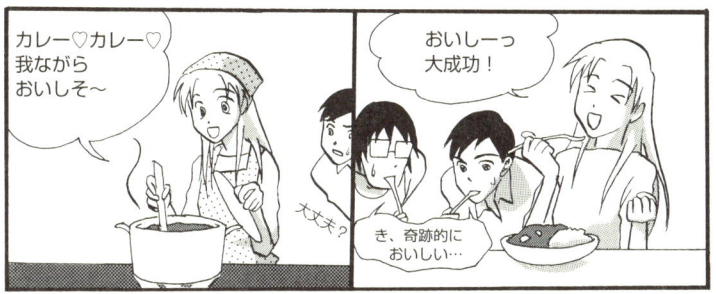

[胃酸分泌の機序]

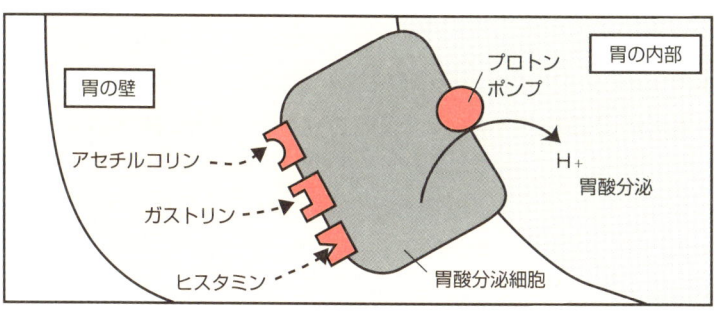

→胃酸分泌を促進するのはアセチルコリン、ガストリン、ヒスタミン。そして胃酸分泌を担当している蛋白質がプロトンポンプ。

病気の基礎知識　胃・十二指腸潰瘍

　正常な胃では、粘液などの防御機構が正しく働き、自分自身の胃は消化されない。しかし自分の胃を消化してしまったのが胃潰瘍であり、十二指腸を消化してしまったのが十二指腸潰瘍である。出血を伴うこともあり、その血液を口から吐くことを吐血、その血液が肛門から出ることを下血という。胃・十二指腸潰瘍には、ヘリコバクター・ピロリという細菌が関与している場合が多い。
　なお、吐き気のことを悪心、吐くことを嘔吐という。いずれも脳の嘔吐中枢の指令によって行われる。よって消化器以外の障害でも悪心・嘔吐は起こる。

❸ 胆汁と膵液

◆**胆汁は**肝臓**で作られ、**胆嚢**で貯蔵・濃縮される。**

　食物が十二指腸に来ると、十二指腸からコレシストキニン（CCKと略す）が分泌される。CCKは胆嚢を収縮させる。その結果、胆汁分泌が増加する。胆汁の主な成分に、胆汁酸・ビリルビン・コレステロールがある。胆汁自体には消化酵素は含まれていないことに注意。

◆**胆汁は**脂肪**の吸収を助けている。**

　胆汁には石鹸のような作用があり、腸の糜粥（びじゅく）（ドロドロになった内容物のこと）の中の脂肪滴の大きさを小さくすることにより、リパーゼが作用しやすい状況を作っている。もし胆汁がなかったら、脂質を吸収できず、必須脂肪酸や脂溶性ビタミンの不足が起こる。

◆**膵液は**アルカリ性**で、**脂質・糖質・蛋白質**の消化酵素を含む。**

　膵液は膵臓から分泌され、胃から送られてきた酸性の糜粥を十二指腸で中和している。膵液は脂質の消化に特に重要である。

◆**膵液は、**セクレチン**および** CCK **で分泌が増える。**

　酸性の糜粥が十二指腸に来ると、十二指腸からセクレチンが分泌される。セクレチンは膵臓に作用して、アルカリ性の液体分泌を亢進させる。CCKは胆嚢だけでなく、膵臓にも作用して消化酵素の分泌を亢進させる。

 消化酵素

　脂肪（英語でリピッド）の消化酵素がリパーゼ。デンプン（英語でアミルともいう）の消化酵素がアミラーゼ。蛋白質（英語でプロテイン）の消化酵素がプロテアーゼ。いずれも数種類のものが存在する。特にプロテアーゼは種類が多く、ペプシン、トリプシンなどはプロテアーゼの仲間である。

消化器と胆管・胆嚢・膵管

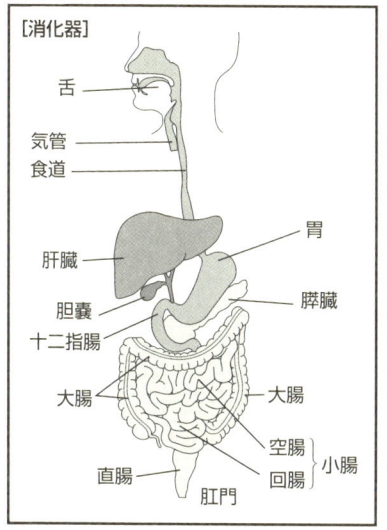

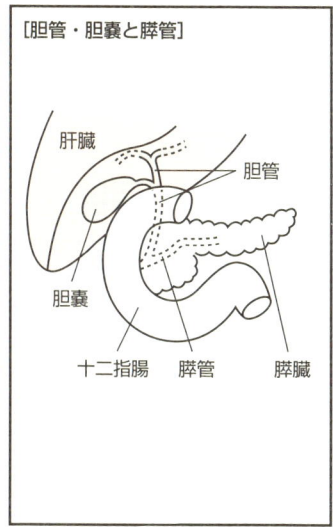

◆胆管と膵管は出口で合流して<u>十二指腸</u>に開いている。胆管・胆嚢を合わせて<u>胆道系</u>という。

病気の基礎知識　胆石症と急性膵炎

胆石症：胆汁中の成分が析出して、硬く大きくなったものが胆石である。主成分はコレステロールやビリルビン。胆道にあれば胆道結石、胆嚢にあれば胆嚢結石。石があっても無症状のことも多い。石が胆汁の流れを止めると黄疸になる。炎症を起こすと強い痛みや発熱などが生じる。

急性膵炎：膵臓の消化酵素が膵臓自体を消化し始めたのが急性膵炎である。重症化しやすい。

❹ 腸の消化と吸収

◆**腸は蠕動運動により内容物を送っている。**

蠕動運動とは、腸の収縮が口から肛門の方向に向かって伝播することにより内容物を送る運動のこと。

◆**腸活動は副交感神経によって亢進する。**

腸は神経が非常に豊富である。その統括は自律神経が行っている。副交感神経興奮により、腸の運動や腸液の分泌が活発になる。

◆**消化は腸細胞表面で最終の消化が行われている。**

腸液自体には、消化酵素はほとんど含まれていない。腸細胞はその表面に消化酵素を持っており、麦芽糖→ブドウ糖のような最終の消化作業が細胞の表面で行われてただちに吸収される。これを膜消化という。

◆**腸内には多種多数の細菌が住み着いている。**

住んでいる細菌のグループのことを細菌叢といい、そのほとんどは大腸に住んでいる。腸内細菌は病原菌の増殖を抑えている。アミノ酸などを分解して糞便臭の元を作っているのもこの腸内細菌である。これらの反応を腐敗や発酵という。

◆**大腸では水分の吸収がメイン。**

大腸では、栄養素の吸収はあまりしていない。

食物繊維

セルロースのような食物繊維は、デンプンと同じ多糖類であり、その主成分はブドウ糖である。哺乳類はセルロースの消化酵素を持っていないので、セルロースを食べてもエネルギー源としては利用できない。腸内細菌にはセルロースの消化酵素を持っているものがあり、ウシなどは腸内細菌の助けを借りてセルロースを消化している。

トイレに入ってます

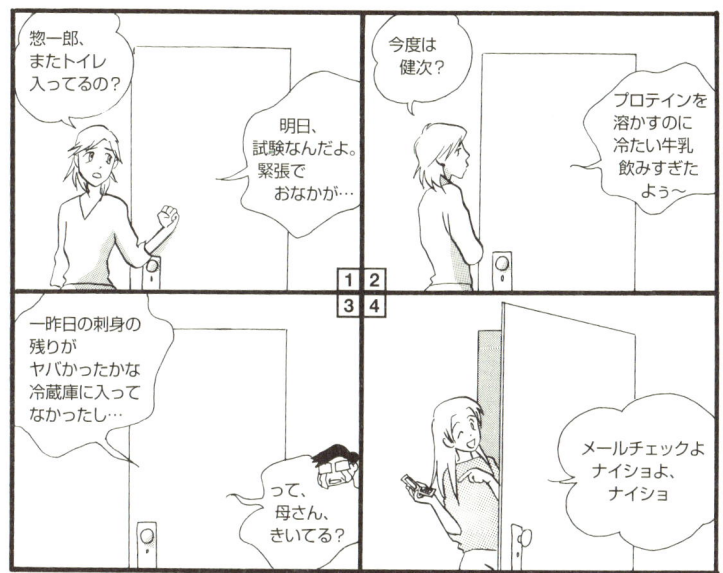

◆下痢の原因。精神的緊張、消化不良、病原菌などで下痢が起こる。トイレは安心できる空間がいいですね。

病気の基礎知識　便秘と下痢

　便秘とは、排便回数がその人の通常の回数より著しく減少した状態のこと。個人差が大きいので、何回という基準はない。便の硬さも関係ない。また、便中の水分の含有量が増えた状態を下痢という。マグネシウムのような吸収されにくいものは、浸透圧で腸内に水分を引き込み、便を柔らかくする。消化器は自律神経の影響が大きいので、精神的なことで便秘や下痢になることもある。腸内細菌の影響も大きい。

4．腸の消化と吸収

❺ 肝臓の働き

◆**肝臓は蛋白質の合成・分解をしている。**

合成の代表はアルブミンと血液凝固因子。またアミノ酸分解から生じたアンモニアを無害な尿素に作りかえている。

◆**肝臓は糖質の合成・分解をしている。**

血液中のブドウ糖からグリコーゲンを作り、必要に応じてブドウ糖に戻して血液中に補給している。デンプンは植物の多糖体、グリコーゲンは動物の多糖体。

◆**肝臓は脂質の合成・分解をしている。**

肝臓は、コレステロールの合成など、脂質代謝の調節に貢献している。

◆**肝臓は解毒(げどく)を行っている。**

ビリルビン代謝もこの一種である。アルコールや有害物質、さらに薬物やホルモンなどの代謝も行っている。

◆**肝臓は貯蔵庫である。**

鉄やビタミンB_{12}などを貯蔵している。したがって鉄やビタミンB_{12}を豊富に含む食べ物はレバー(つまり肝臓)である。

◆**肝臓は胆汁を作っている。**

肝臓は、胆汁という液体を分泌している外分泌腺である。

---

 column 肝臓は外分泌腺

肝臓は、胆汁を分泌している外分泌腺である(p.88参照)。肝細胞は外分泌液産生担当の腺細胞であり、生成された分泌液が通っていく管が胆管である。したがって肝臓という臓器の中には、肝細胞と胆管の細胞と血管の細胞とが存在する。数的にはほとんどが肝細胞である。

肝臓は働きもの

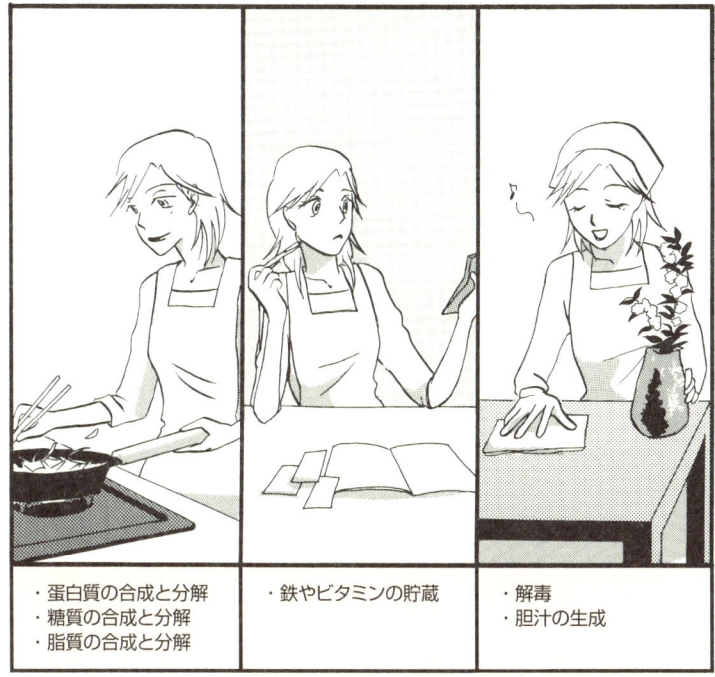

- ・蛋白質の合成と分解
- ・糖質の合成と分解
- ・脂質の合成と分解

・鉄やビタミンの貯蔵

- ・解毒
- ・胆汁の生成

◆肝臓はいろいろな仕事をしている。いろんなものを作ったり壊したり、汚いものをきれいにする、貯蔵する、液体を作る、など多彩な仕事をしている働きもの。

病気の基礎知識　肝不全

　肝臓の機能が不十分な病態を肝不全という。肝不全ではアルブミンの量が減り浮腫(ふしゅ)になり（p.37参照）、血液凝固因子の量が減り血が止まりにくくなり、アンモニアの量が増えて頭がボーっとしてくる。肝硬変などの病気で肝不全になる。

❻ 黄疸と肝機能検査

◆**赤血球のヘモグロビンはビリルビンになって胆汁中に捨てられる。**

　寿命の来た赤血球は脾臓で壊され、ヘモグロビンはビリルビンとなって血液中に放出される。これを肝臓が受け取って廃棄可能な形に代謝して、それらは胆汁中に捨てられる。

◆**ビリルビンの色は黄～茶色である。**

　ヘモグロビンの色は赤色だが、ビリルビンの色は薄いと黄色、濃いと茶色である。胆汁は茶色だが、これは胆汁中のビリルビンの色。便が茶色なのも、このビリルビンのせい。

◆**ビリルビンが血中に増えた状態を黄疸という。**

　ビリルビンが血中に増えると体全体が黄色くなり、重症では茶色になる。この病態を黄疸という。軽度の黄疸は、眼球結膜（白眼のところ）がわかりやすい。

◆**肝細胞が壊れると細胞の中身が血中に流れ出す。**

　肝細胞内に含まれるものとして AST、ALT、LDH などがある。血液中の AST などの濃度を測定すると、肝細胞がどの程度壊れているかを推測できる。

---

 column　アルコール代謝

　アルコールは、肝臓で酸化されてアセトアルデヒドになり、さらに酢酸に代謝される。悪酔いや二日酔いの原因は、アセトアルデヒドである。アセトアルデヒドの代謝酵素活性は酒に強い/弱いを反映し、個人差が大きい。日本人の約4割はこの酵素活性が低く、約4％の人はこの酵素をほとんど持っていない。

主な肝機能検査項目

略号	名称	基準値[*1]	反映するもの
ALB	アルブミン	4.0 g/dL 以上	肝臓の代謝能（蛋白合成能）
Ch-E	コリンエステラーゼ	200 単位以上	肝臓の代謝能（蛋白合成能）
PT	プロトロンビン時間[*2]	13 秒以下	肝臓の代謝能（蛋白合成能）
NH_3	アンモニア	80 μg/dL 以下	肝臓の代謝能
T-Bil	総ビリルビン	1.0 mg/dL 以下	肝臓の代謝能（黄疸の指標）
D-Bil	直接ビリルビン	0.3 mg/dL 以下	肝臓の代謝能（黄疸の指標）
I-Bil	間接ビリルビン	0.8 mg/dL 以下	肝臓の代謝能（黄疸の指標）
AST[*3]	エーエスティー（アスパラギン酸アミノトランスフェラーゼ）	40 単位以下	肝細胞の障害度
ALT[*4]	エーエルティー（アラニンアミノトランスフェラーゼ）	40 単位以下	肝細胞の障害度
LDH	乳酸脱水素酵素	460 単位以下	肝細胞の障害度
γ-GTP	ガンマジーティーピー（ガンマグルタミルトランスペプチダーゼ）	50 単位以下	肝細胞の障害度（アルコールと関連）
ALP	アルカリホスファターゼ[*5]	260 単位以下	肝細胞および胆道系の障害度

●肝機能検査。血液を調べることにより肝臓の様子がわかる。AST などの検査は肝臓の「機能」というよりは肝臓の「障害度」の指標である。

*1 基準値は測定方法や検査施設などにより異なる。ここに示したのは一応の目安。
*2 本来は血液凝固能の検査。
*3 GOT ともいう。
*4 GPT ともいう。
*5 アルフォスとよく略す。

病気の基礎知識　肝炎ウイルスとウイルス性肝炎

　日本人の肝炎の原因のほとんどはウイルスである。代表的肝炎ウイルスにはA型、B型、C型の3種類があり、これらのウイルスによる肝炎をA型肝炎、B型肝炎、C型肝炎という。A型肝炎ウイルスは口から、B型とC型肝炎ウイルスは血液や体液を介して感染する。B型とC型肝炎は、しばしば慢性化し、最終的には肝硬変や肝細胞がんに至りやすい。

❼ 門脈

◆**胃腸の静脈は、いったん合流して門脈となり肝臓に行く。**

一般の静脈と異なり、胃腸の静脈はいったん合流して肝臓に向かう。この合流した血管を門脈という。門脈は肝臓に向かい、再度細かく枝分かれして、肝臓の細胞に腸から吸収した栄養分などを届けている。

◆**肝臓は門脈と肝動脈との両者から血流を受けている。**

肝臓には本来の動脈も来ている。これを肝動脈という。心臓の冠動脈と発音は同じ。

◆**肝硬変では食道静脈瘤ができ、これが破裂すると大出血を起こす。**

肝硬変では、肝臓内の門脈の流れが悪くなり、その分の血液が食道静脈に流れ込む。その結果静脈がふくらむ。これが食道静脈瘤である。食道静脈瘤の破裂は、肝硬変の大きな死因の1つ。

◆**腸管からのリンパは合流して胸管となり、左鎖骨部で静脈に合流する。**

腹部と両下肢からのリンパはすべて胸管という1本のリンパ管にまとめられ、胸部を上行し左鎖骨の裏側付近で静脈に合流する。リンパ管の途中途中にはリンパ節がある。

◆**直腸の静脈は門脈ではなく、一般の静脈と同じ流れ方をする。**

坐薬のように直腸から吸収された薬は、肝臓を経由せずに全身に回る。坐薬は最初に肝臓を経由しない分だけ、飲み薬よりも効果が強い。

 がんの転移

通常は、がん細胞はリンパ管もしくは血管を伝わって遠くに転移していく。胃腸のがんが転移するとき、血流に乗れば門脈を介してまず肝臓へ到達する。だから大腸がんでは肝転移が多い。リンパに乗れば、流れに沿ってリンパ節を順番に転移しながら胸管から静脈に流れ込み、肺そして全身へ行く。がんの手術ではがん組織だけでなく、周囲のリンパ節も含めて切除する。

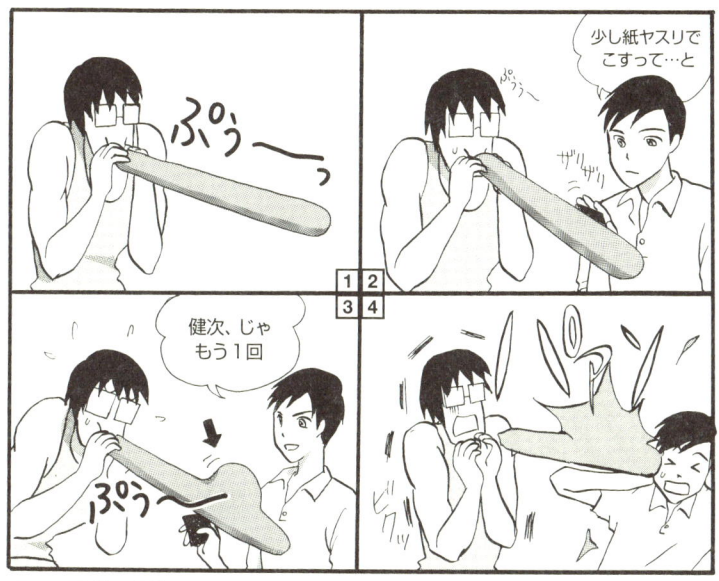

瘤と憩室

1. 正常の血管はきれいな形です。2. 血管に弱いところがあると・・・
3. 圧が加わるとそこがふくらむ。これが血管瘤です。4. そして、瘤が破裂すると非常にヤバイことになる。

動脈にできたふくらみを動脈瘤、静脈にできたふくらみを静脈瘤、大腸にできたふくらみを大腸憩室という。いずれも破裂しやすい。

病気の基礎知識　肝細胞がんの塞栓療法

　肝臓は、門脈と肝動脈の両者から酸素や栄養の補給を受けている。正常な肝細胞は、門脈だけからの血流で生きていける。しかし肝臓のがん細胞は、主に肝動脈からの血液で生きている。そこで肝動脈を人工的に詰めて肝動脈の血流を止めると、正常な肝細胞は死なずがん細胞だけを殺すことができる。この方法は肝細胞がんの治療法として、広く行われている。

7．門脈

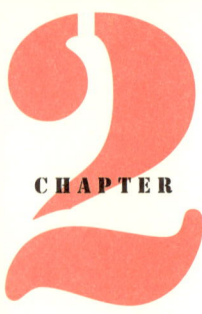

CHAPTER 2 栄養と肥満

消費エネルギー量より摂取エネルギー量が多ければ太り、消費エネルギー量より摂取エネルギー量が少なければ、やせてくる。

① エネルギーと ATP

◆**食事と呼吸の目的は、酸化反応により大量の ATP を作ること。**

生体は糖質、脂質、蛋白質を酸素と反応させることによりエネルギーを得ている。エネルギーの単位は kcal もしくは J（ジュール）。

◆**糖質、脂質、蛋白質、ミネラル、ビタミンを五大栄養素という。**

前三者はエネルギー源になるので、三大栄養素という。ミネラルとはカルシウムやナトリウムなどのこと。ビタミンの仕事は代謝の円滑化。

◆**エネルギーとは ATP のことである。**

「エネルギー源になる」とは「ATP を作れる」という意味である。糖質、脂質、蛋白質は ATP を作製可能。ミネラルやビタミンはそれ自身は ATP を作れないので、エネルギー源にはなれない。

◆**クエン酸回路がエネルギー産生の基本代謝経路。**

糖質、脂質、蛋白質は酸化反応で ATP を作る。ATP を作る主要な代謝経路がクエン酸回路であり、ミトコンドリアで行われている。糖質だけは酸素がなくても、少量の ATP を作ることができる。クエン酸回路は TCA 回路ともいう。

三大栄養素の代謝

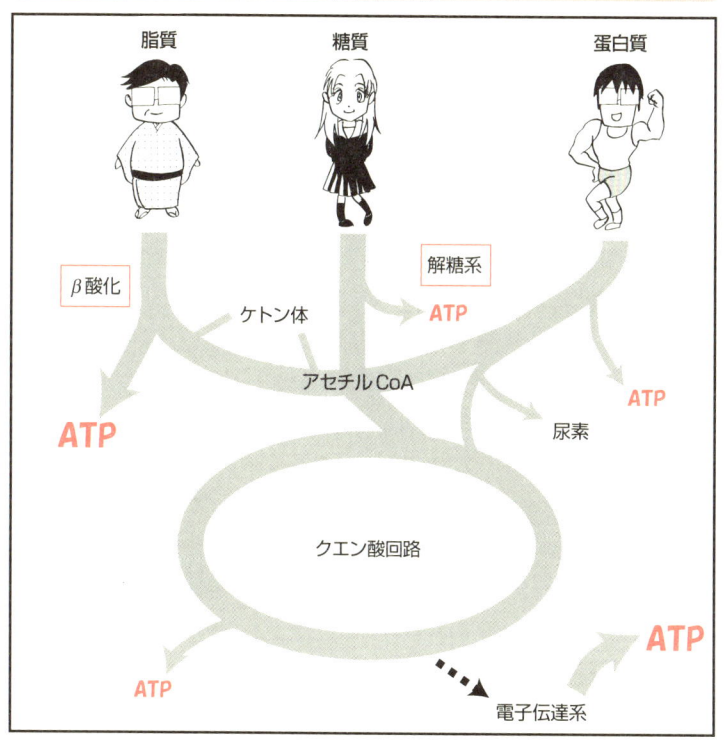

脂質　　糖質　　蛋白質

β酸化　　解糖系

ケトン体　　ATP

アセチルCoA

ATP　　ATP

尿素

クエン酸回路

ATP　　ATP

電子伝達系

◆ 糖質、脂質、蛋白質はいずれも結局はクエン酸回路に到達し、ATPを作る。1g当たりのエネルギー含有量は、糖質と蛋白質は約4kcal、脂質は約9kcal。

column 代謝と酵素

生体物質を分解してATPを作ることを異化、逆にATPを使って複雑な生体物質を合成することを同化という。このように細胞内で物質が変化していくことを代謝という。代謝反応を仲介しているのが酵素である。酵素の本体は蛋白質である。酵素の働きを助けているのがビタミンであり、酵素とビタミンとがセットになって代謝反応の触媒作用を発揮する。

1．エネルギーとATP

② 三大栄養素

◆**糖質は糖が鎖状に連なったもの。**
　1個の糖を単糖、単糖が2個つながったものが二糖、単糖がたくさんつながったものを多糖という。代表的な単糖はブドウ糖。

◆**蛋白質はアミノ酸が鎖状に連なったもの。**
　アミノ酸には20数種類がある。一部のアミノ酸は体内で合成できず摂取する必要があり、必須アミノ酸という。

◆**アミノ酸の代謝産物は尿素である。**
　アミノ酸は窒素を含んでおり、酸化するとアンモニアが発生する。アンモニアは肝臓で尿素に作りかえられ、腎臓で尿中に捨てられる。

◆**脂質の代表は中性脂肪。**
　中性脂肪はグリセリンに脂肪酸が3個くっついたもの。脂肪酸には数十種類がある。一部の脂肪酸は、体内で合成できず摂取する必要があり、必須脂肪酸という。皮下脂肪の主成分はこの中性脂肪。

◆**コレステロールも脂質の一種。**
　コレステロールは血管壁に溜まりやすく、動脈硬化の元凶である。血液中のコレステロールは、LDLコレステロール（LDL-C）とHDLコレステロール（HDL-C）とに分けられる。前者は多いほど、また後者は少ないほど、動脈硬化を起こしやすい。

 オリゴ糖、オリゴペプチド

　デンプンやグリコーゲンは、多数の糖がつながったものである。この糖の数が10個程度までの短い糖をオリゴ糖という。またアミノ酸が鎖状につながったものをペプチドという。ペプチドと蛋白質は同じ、という理解でよい。オリゴ糖と同様に、アミノ酸の数が10個程度までの短いペプチドをオリゴペプチドという。オリゴとは少ないという意味。

三大栄養素の構造

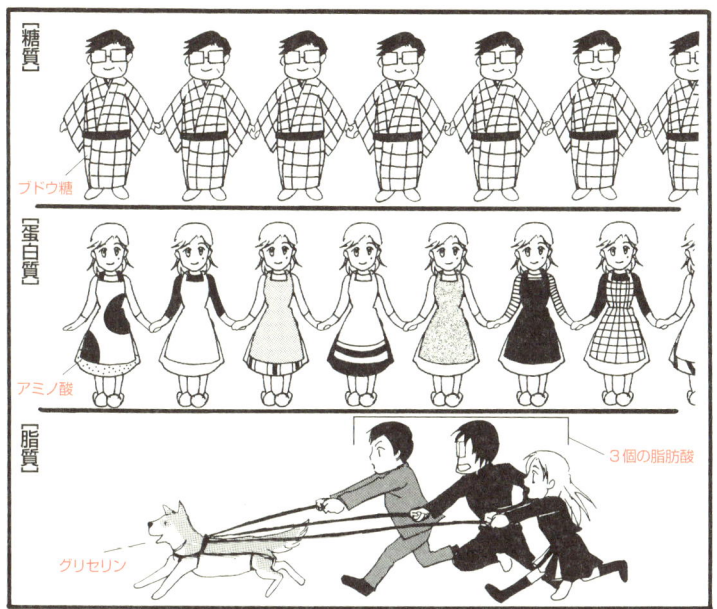

✦ 糖質、蛋白質、中性脂肪の構造：糖質のデンプンは、多数のブドウ糖が連なったもの。蛋白質はアミノ酸が連なったもの。中性脂肪は1個のグリセリンと3個の脂肪酸からなる。

病気の基礎知識　血糖値・ケトン体とインスリン

　糖質と脂質をすみやかにATPに変換するには、インスリンが必要である。糖尿病ではインスリンが不足するので糖質をうまく利用できず、利用できなかったブドウ糖が血中に増加する。また脂質もうまく利用できないので、代謝途中でケトン体が生じてしまう。したがって糖尿病では血糖値が上がり、ケトン体も増加する。

❸ エネルギー代謝と肥満

◆覚醒安静時の最低代謝量が基礎代謝量。

基礎代謝量とは、生きていく上での必要最低エネルギー量で、おおよそ男性 1500 kcal/ 日、女性 1200 kcal/ 日程度である。甲状腺ホルモンが増えると基礎代謝量も増大する。筋肉量が多い人や体温が高い人は基礎代謝量も大きい。

◆摂取エネルギーと消費エネルギーの差で、太るかやせるかが決まる。

非常に単純な話で、摂取エネルギーのほうが大きいと太り、少ないとやせる。

◆肥満の基準には、BMI や体脂肪率などがある。

BMI の長所は簡便なところ、体脂肪率の欠点は正確な測定が難しいことと脂肪の位置を考慮していないこと。脂肪の位置は健康上重要。

◆内臓周囲に脂肪が増えるのが健康によくない。

内臓脂肪型肥満のほうが、皮下に脂肪が増えるタイプの肥満(皮下脂肪型肥満)よりも動脈硬化を発症しやすい。

◆理想の抗肥満食は、低エネルギーで糖質重点。

総エネルギーが低く、脂質が少ない食事が理想の抗肥満食。結果的に糖質の割合は増える。

BMI による肥満の判定

BMI	判定
18.5 未満	低体重
18.5 以上 25 未満	普通体重
25 以上 30 未満	肥満(1 度)
30 以上 35 未満	肥満(2 度)
35 以上 40 未満	肥満(3 度)
40 以上	肥満(4 度)

(日本肥満学会、1999 年)

体脂肪率による肥満の基準

	軽度	中等度	重度
男性(全年齢)	20% 以上	25% 以上	30% 以上
女性(6〜14 歳)	25% 以上	30% 以上	35% 以上
女性(15 歳以上)	30% 以上	35% 以上	40% 以上

肥満・肥満症の指導マニュアル(第 2 版),日本肥満学会編集委員会編,医歯薬出版,2001 年

BMIで何がわかる？

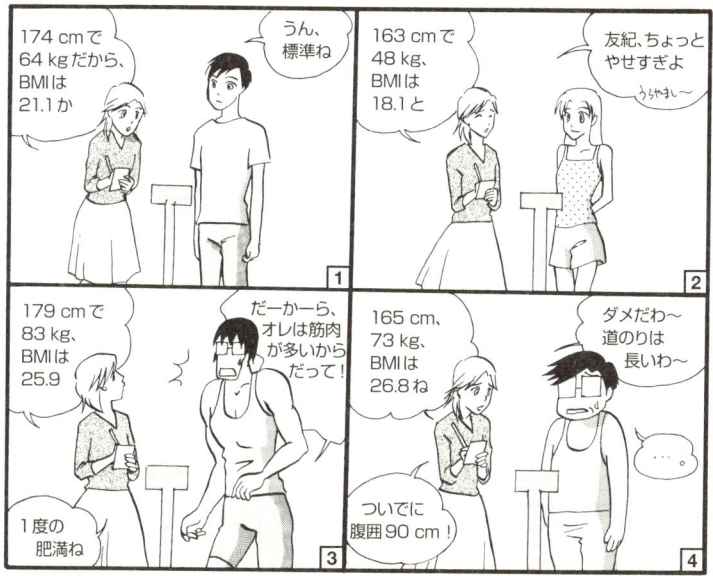

- BMIと肥満やせの判定：BMIとは体格指数のことで、Body Mass Indexの略。BMI ＝体重(kg)÷身長(m)÷身長(m)
- 健次はBMIでは肥満と出たが、実際は筋肉量が多いせい。腹囲を計ることで、内臓脂肪型か、皮下脂肪型か、ある程度の予想ができる。

病気の基礎知識　生活習慣病とメタボリック症候群

　糖尿病・脂質異常症・高血圧など、動脈硬化を起こし将来的に脳卒中や虚血性心疾患になりやすい病気を生活習慣病という。肥満それも内臓に脂肪がつくタイプの肥満が生活習慣病になりやすい。そこで腹囲が男性85 cm 女性90 cm以上で、かつ脂質異常症・高血圧・高血糖のうち2つ以上を満たす場合をメタボリック症候群（メタボリックシンドローム）として、重点的に健康指導をすることになった。

3．エネルギー代謝と肥満

呼吸

ATPを作るには酸素を利用すると非常に効率がよくなる。効率よくATPを作るために、体外にある酸素を体内に取り込むシステムが呼吸器である。

❶ 呼吸の目的

◆エネルギー産生には酸素が必要である。

エネルギー産生とはATPを作ること。細胞は、ブドウ糖などを酸素と反応させてATPを作っている。その結果、老廃物として二酸化炭素ができる。この酸素の供給と二酸化炭素の除去を行うことを呼吸という。

◆酸素を空気中から血液中へ移動させる器官が、呼吸器である。

呼吸器は酸素を空気中から血液中に移動させると同時に、二酸化炭素をそれとは逆方向に血液中から空気中へ移動させている。これを外呼吸といい、気体のやりとりをガス交換という。

◆呼吸器の中心は肺胞である。

呼吸器の中心臓器は肺であり、肺の中の肺胞が、空気と血液との間で酸素や二酸化炭素のガス交換を直接行っている。

 呼吸の定義

広義の呼吸とは、ヒトが空気から酸素を取り込んで、その酸素を利用して細胞内でエネルギーを作り、副産物の二酸化炭素を体外に排出するまでの全工程のこと。生理学で呼吸というと、肺での外呼吸のことを指すことが多い。

ちり紙交換とガス交換

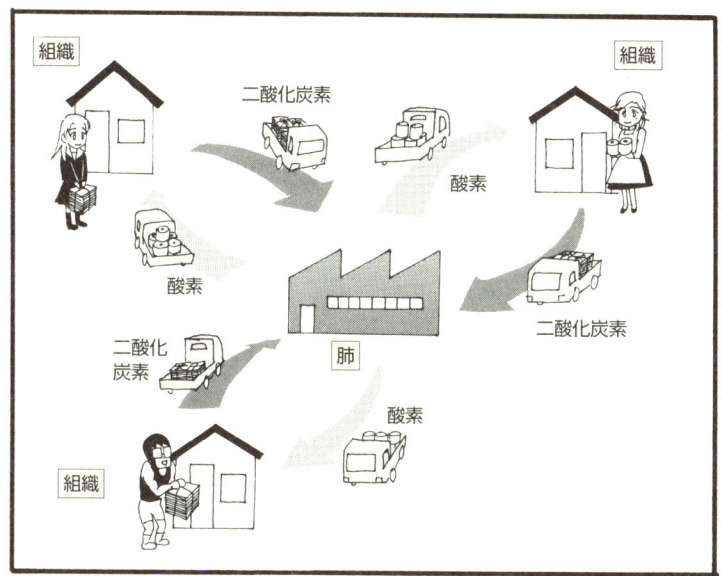

◆空気中の酸素は、肺で血液中に取り込まれ各組織の細胞まで運ばれる。細胞で発生した二酸化炭素は血液を介して肺に運ばれ、肺から空気中に捨てられる。

病気の基礎知識　青酸カリ

　肺の酸素は、血流に乗って細胞まで届けられる。細胞は血液中から酸素を取り込み、この取り込んだ酸素を利用してエネルギー（ATP）を作る。このとき老廃物として細胞内に二酸化炭素ができ、細胞はこの二酸化炭素を血液中に捨てる。この細胞での気体のやりとりおよびエネルギー産生を、外呼吸に対して内呼吸という。シアン化カリウム（青酸カリ、KCN）は内呼吸を阻害して細胞を窒息させる。

1. 呼吸の目的

② 換気

◆**肺の空気の入れ換えを換気という。**

新鮮な空気を肺胞まできちんと届かせ、かつ使用した空気は肺胞から追い出す必要がある。

◆**気道は肺胞までの空気の通り道である。**

気道には鼻腔・口腔・気管・気管支などがある。体外の空気は気道を通って肺胞まで達し、肺胞内の気体は気道を通って体外に排出される。気道内の空気はガス交換には役立たない。

◆**胸腔が広がると肺胞に空気が入る。**

肺は胸腔という閉ざされた空間に閉じこめられている。胸腔容積が大きくなると、つられて肺の肺胞が広がり肺胞内に空気が入る。逆に胸腔容積が小さくなると肺は圧迫され、肺胞内の空気は外に出る。

◆**横隔膜の収縮で胸腔が広がる。**

横隔膜は膜状の筋肉である。この筋肉を収縮させると、胸腔容積が大きくなり肺に空気が入る。肋間の筋肉（外肋間筋）を収縮させてもやはり胸腔容積が大きくなり、肺に空気が入る。前者が腹式呼吸、後者が胸式呼吸である。

◆**咳とくしゃみは気道異物除去に重要。**

咳は気管・気管支内の異物を排出するもの。くしゃみは鼻腔内の異物を排出するもの。

死腔と深呼吸

気道に存在する空気は、ガス交換には直接役にたたない。これを死腔という。吸い込んだ息は、死腔分を差し引いた残りが肺胞に到達する。深呼吸のほうが浅い呼吸よりも肺胞到達分の割合が高く効率がよい。

肺が広がるしくみ

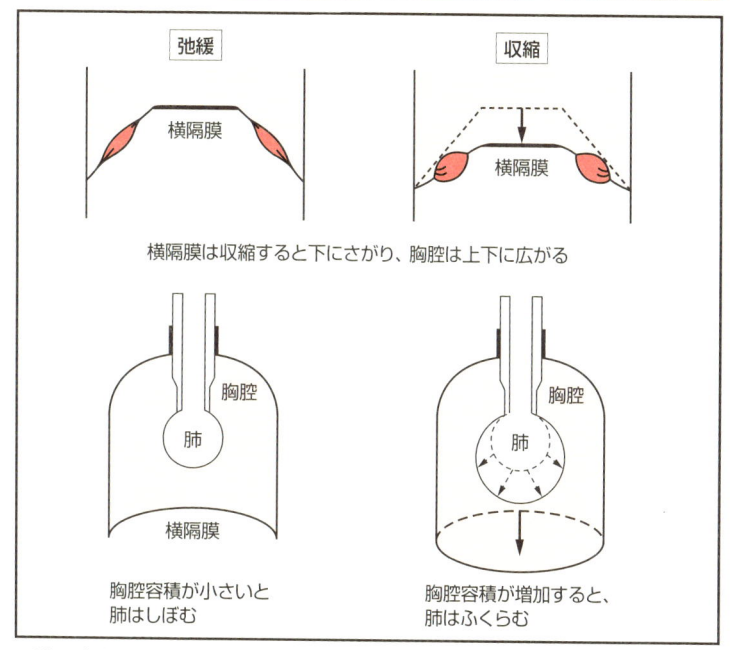

弛緩　　　　　　　収縮

横隔膜　　　　　　横隔膜

横隔膜は収縮すると下にさがり、胸腔は上下に広がる

胸腔／肺／横隔膜　　　胸腔／肺

胸腔容積が小さいと肺はしぼむ　　　胸腔容積が増加すると、肺はふくらむ

◁ 肺は自力ではふくらんだりしぼんだりしない。肺は胸腔の容積が増えるとつられてふくらみ、胸腔容積が減少するとつられてしぼむ。

病気の基礎知識　副鼻腔炎

　副鼻腔は鼻腔の隣にある空間。上顎洞・前頭洞・蝶形骨洞・篩骨洞の4種類がある。鼻腔と細い通路でつながっている。ここの炎症が副鼻腔炎、俗にいう蓄膿症。

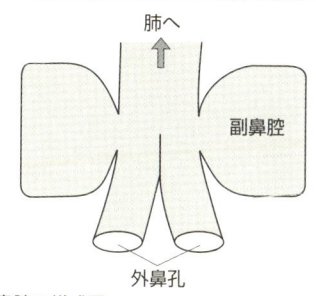

肺へ　副鼻腔　外鼻孔

副鼻腔の模式図

2．換気

❸ 肺活量と1秒率

◆**肺活量は肺胞の容積を表す。**
　息を最大に吸ってからその息全部を吐き出したとき、出てきた量を肺活量といい、肺胞の容積を表す。
◆**肺活量に気管支の容積は含まれない。**
　気管支などの気道の容積は呼吸で変化しないので、気道の容積は、息の出し入れ量自体には直接関与しない。気道の容積を死腔という。
◆**息を吸うときは気管支は圧迫されない。**
　息を吸うときは、肺全体が拡張方向に力を受ける。肺胞だけでなく気管支も広げられ、空気は気管支を通りやすくなる。
◆**息を吐くときは気管支は圧迫される。**
　息を吐くときは、肺全体が圧迫方向に力を受ける。肺胞だけでなく気管支も圧迫される。気管支が弱いと、その圧力で押しつぶされることがある。するとその気管支は空気が通りにくくなり、その部位よりも末梢側の空気は吐き出しにくくなる。
◆**息は吸うよりも吐くほうが障害されやすい。**
　健常者は気管支は丈夫であり、息を吐くときでも気管支はつぶれない。しかし気管支が弱くなると、息が吐き出しにくくなる。

> **column　1秒間に吐き出せる量（1秒率）**
>
> 　気管支が弱くつぶれやすい人は、息を急激には吐き出しにくくなる。めいっぱい息を吸い込んで急激に思いっきり吐き出すと、健康な人では吸い込んだ全量（これが肺活量になる）の70％以上を1秒間に吐き出せる。この割合を1秒率という。すなわち1秒率の基準値は70％以上である。

閉塞性肺疾患

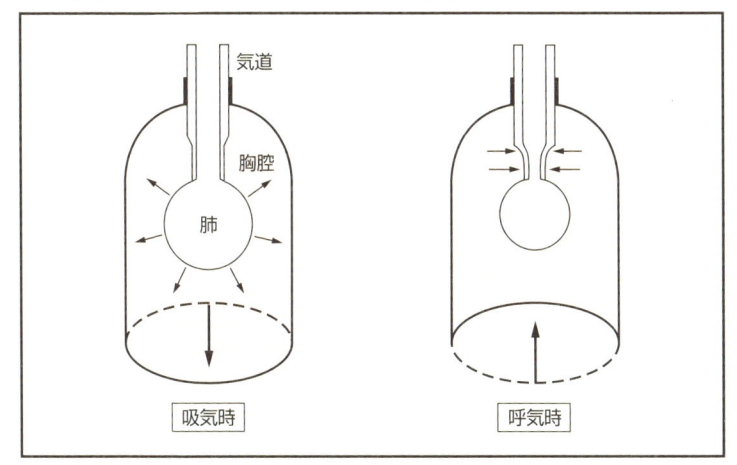

```
         気道                        
    ┌────┐                      ┌────┐
    │    │                      │ →← │
    │ 胸腔│                      │    │
    │ ○ │ 肺                    │ ○ │
    │ ↙↓↘│                      │    │
    │    │                      │    │
    │ ↓  │                      │ ↑  │
    └────┘                      └────┘
     吸気時                       呼気時
```

● 閉塞性肺疾患では、気管支が狭くなって空気の通りが悪くなり、換気がうまくいかなくなっている。特に息を吐くときは気管支も同時に圧迫してしまうので、患者は息が吐き出せずに苦しいと訴える。

病気の基礎知識　気管支喘息と肺気腫

　気管支喘息では、アレルギー反応が原因で気管支が狭くなっている。息は吸えるが吐き出しにくくなり、呼吸が苦しくなる。時期により、調子のいいときと悪いときがある。特に悪い時期を喘息発作という。

　喘息によく似た病態に肺気腫がある。肺気腫では、肺胞が壊れているのと同時に気管支も弱くなっており、やはり息は吸えるが吐き出しにくくなっている。両疾患とも検査では1秒率が低下する。このような1秒率が低下する疾患を、閉塞性肺疾患という。タバコは病状を非常に悪化させる。

❹ 血液の酸性/アルカリ性と呼吸

◆二酸化炭素は酸である。

二酸化炭素は体内では血液に溶け、炭酸という酸になる。息をがまんすると体内に二酸化炭素が蓄積し、血液中の炭酸の量が増える。その結果、血液は酸性ぎみになる。

◆動脈中の血液の pH は 7.4。

血液は弱アルカリ性であり、動脈血は常に pH7.4 に保たれている。そのためには適量の炭酸が必須である。炭酸は多すぎても少なすぎてもいけない。静脈血は炭酸が多く、酸性ぎみになっている。

◆深呼吸を無理に続けると、動脈血はアルカリ性になる。

換気すなわち呼吸動作は、二酸化炭素を体外に追い出す機構でもある。深呼吸を無理に続けると、二酸化炭素を必要以上に追い出してしまい、体内の炭酸の量が減り、血液はアルカリ性になってしまう。逆に換気がうまくできないと、二酸化炭素が体内に蓄積し、血液は酸性ぎみになってしまう。

◆呼吸回数は脳の呼吸中枢が決めている。

換気と血液の pH とは密接な関係がある。呼吸回数などの換気に関することは、呼吸中枢が血液の pH などを参考に決定している。呼吸中枢は脳の延髄にある。

---

column 血液ガス

血液中の酸素や二酸化炭素の量を血液ガスという。二酸化炭素の量は、血液の pH と非常に深い関連がある。体内の酸の量は急には変動しにくいが、炭酸だけは呼吸によって容易に変動するので、血液の pH は呼吸状態によって大きく影響を受ける。

お花見しながら…

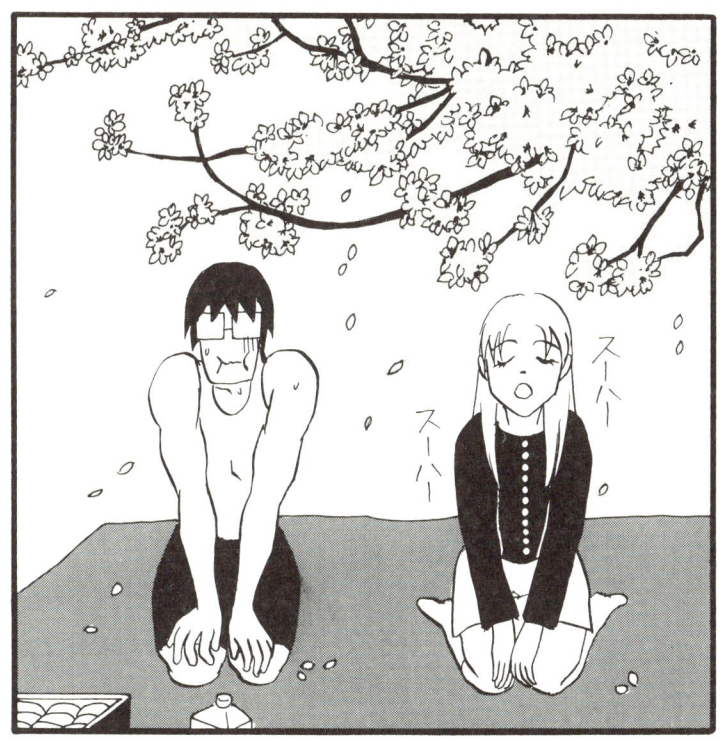

息をがまんすると、血液は酸性ぎみになる。深呼吸を無理に続けると、血液はアルカリ性が強くなる。

病気の基礎知識　過換気症候群

　発作的に呼吸を必要以上に行うこと、すなわち過換気により発症する疾患。過換気により、二酸化炭素量は低下し血液pHは上昇しアルカリ性が強くなる。呼吸困難、息苦しさ、四肢のしびれ感、このまま窒息するのではないかという不安感などを訴える。心因性の疾患であり、若い神経質な女性に多い。肺の病気ではない。

確認問題 1（国家試験問題より）

65歳の女性。数年前C型肝炎と診断され、食道静脈瘤も認められていた。2週前より腹部膨満感、尿量減少、倦怠感があり、肝硬変に伴う腹水コントロールの目的で入院した。身長 152 cm、体重 52 kg（通常時 48 kg）、最大腹囲 97 cm。入院時の血液検査の結果は Hb9.1 g/dL、アルブミン 2.9 g/dL、血中アンモニア 127 μg/dL、AST（GOT）60 単位/L、ALT（GPT）27 単位/L、総ビリルビン 1.2 mg/dL。尿量は 800 mL/日であった。ペットボトルのお茶をしきりに飲んでいる。

問題 1　腹水貯留と関連があるのはどれか。
(1) Hb 9.1g/dL
(2) アルブミン 2.9 g/dL
(3) 血中アンモニア 127 μg/dL
(4) 総ビリルビン 1.2 mg/dL

問題 2　食事指導で適切なのはどれか。
(1) 塩分 12 g/日以内
(2) 蛋白質 30 g/日以内
(3) 摂取エネルギー量 1,200 kcal/日以内
(4) 水分摂取量 1,000 mL/日以内

（出典：第 93 回看護師国家試験問題（2004 年）、午後 問 43、45）

解説　肝炎による肝機能低下の症例である。腹水は浮腫と同じ考え方でよい。アルブミンが低下すると膠質浸透圧が低下し、浮腫も起これば腹水も貯留する。この人は標準食ならば塩分 12 g/日、蛋白質 60 g/日、エネルギー量約 1,700 kcal/日程度である。しかし肝疾患があるので高蛋白、高エネルギー、減塩（6 g/日以下）食がよい。腹水には減塩食だけでは不十分であり水分摂取量も制限する。

答：問題 1 (2)、　問題 2 (4)

確認問題 2 （国家試験問題より）

55歳男性、バスの運転手、昼間の眠気を訴えて受診した。身長：165 cm、体重：80 kg、ウエスト周囲径：100 cm、ウエスト・ヒップ比：1.2、空腹時血清 AST：50IU/L、ALT：120IU/L、トリグリセリド：200 mg/dL、血圧：170/110 mmHg、であった。

問題1　予想される患者の所見で適切なのはどれか。
(1) 血中 CO_2 濃度の低下。
(2) 甲状腺機能の亢進。
(3) 肝臓の組織検査を行うと、肝硬変の所見がみられる。
(4) インスリン抵抗性。
(5) ヘモグロビンの低値。

問題2　推察される患者の病態で正しいのはどれか。
(1) 皮下脂肪型肥満
(2) 内臓脂肪型肥満
(3) マラスムス
(4) ウェルニッケ-コルサコフ症候群
(5) 粘液水腫

（出典：第19回管理栄養士国家試験問題（2005年）、問18、19）

解説　肥満の症例である。肥満があると、呼吸がしにくく血中 CO_2 濃度は上昇しやすくなる。またインスリン抵抗性も強くなる。BMI は 29.4 で、肥満1度、上半身肥満があるので内臓脂肪型肥満と考えられる。マラスムスとはエネルギー欠乏が主体の強度の低栄養のこと。ウェルニッケ-コルサコフ症候群という脳障害は、ビタミン B_1 不足によっても生じる。粘液水腫は甲状腺ホルモン不足によるもの。

答：問題1（4）、問題2（2）

第 2 部

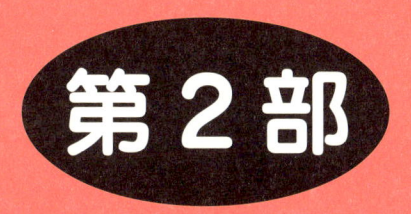

体 液
維持システム

ヒトの体の大半は水です。体内にはいろんな種類の水があり、それぞれ異なった働きをしています。栄養分や酸素は血流に乗って体の隅々まで届けられ、老廃物は送り返されてきます。免疫システムは外敵の侵入に目を光らせています。循環器とは全身に血液を届けているシステムのことです。腎臓は老廃物を体外に排泄しています。

CHAPTER 4 体液

昔昔、地球ができてしばらくたった頃、太古の海（主成分はナトリウム）の中に、最初の生命体がカリウム液を詰めた袋として誕生した。袋の中と外では液の主成分が異なる。

① 細胞外液と細胞内液

◆細胞は Na^+ の海の中に K^+ を詰めた袋として生きている。

最初の生物は太古の海（Na^+ 主体の液体）の中に K^+ 主体の液を詰めた袋として誕生したと考えられている。

◆細胞が陸に上がるとき、周りの海ごと引っ越した。

細胞は常に海の中に浸かっている。たとえ生物が陸に移動しても、細胞の周りには必ず海を持っている。

◆体には Na^+ 主体の液と K^+ 主体の液とがある。

細胞外に存在するのは Na^+ 主体の液、これを細胞外液という。細胞内に存在するのは K^+ 主体の液、これを細胞内液という。

◆多細胞生物では、さらに循環専用の特殊な細胞外液を用意した。

これが血液である。血液は細胞外液の一種で、Na^+ 主体の液である。

---

column　電解質

NaCl のように水に溶けるとイオンになって解離するものを電解質という。ブドウ糖は水に溶けてもイオンにならないので電解質ではない。体内の主な電解質に、Na^+、K^+、Ca^{2+}、Mg^{2+}、Cl^-、HCO_3^- などがある。

昔の海と細胞外液

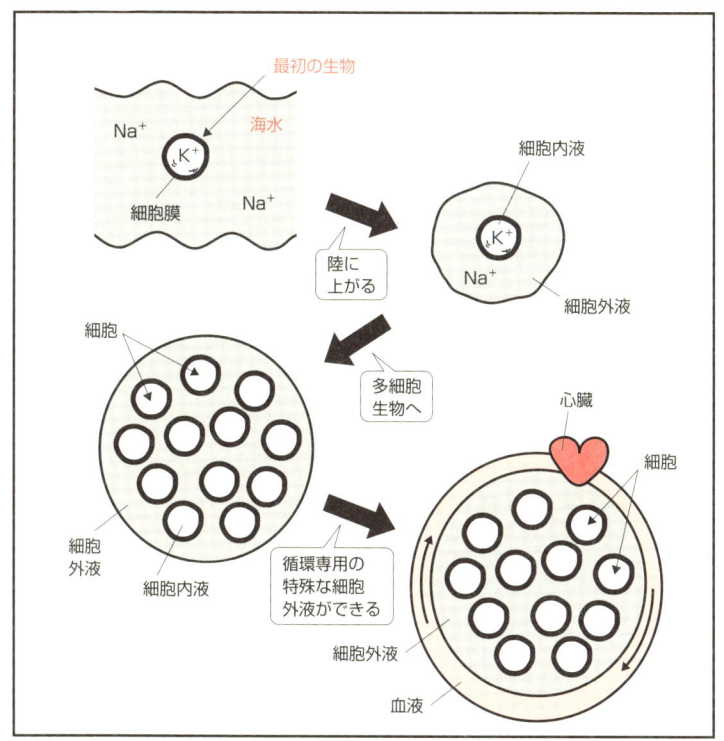

- 細胞外液と細胞内液：Na^+の海の中に最初の細胞が生まれた。その細胞の中身はK^+。高等多細胞生物では、血液という循環専用の細胞外液を持っている。

病気の基礎知識　病院の点滴の種類

　病院ではいろんな種類の点滴ボトルが使われているが、実は一般の点滴には大きく2種類しかない。細胞外液を模したNa^+主体の液と、細胞内液を模したK^+主体の液である（K^+の絶対濃度はあまり高くしてないが）。これに糖を適宜加えてあるので、結局いろんな種類があるように見えている。

② 膠質浸透圧と浮腫

◆**ヒトの体の 2/3 は水、さらにその 2/3 が細胞内液で 1/3 が細胞外液。**

ヒトでは、体内の水は細胞外より細胞内に多く存在している。さらに細胞外液のうちの約 2 割が血管内に血漿として存在する。

◆**濃度の異なった溶液は、お互いに同じ濃度になろうとする。**

濃度の異なった溶液*を隣り合わせにおくと、お互いに同じ濃度になろうと溶質*だけでなく水も移動したがる。溶質は濃いほうから薄いほうに、水は薄いほうから濃いほうに向かって移動したがる。この移動したがる力を浸透圧という。浸透圧の力によって水や溶質が移動する。

　　*溶液、溶質、溶媒：食塩水の場合なら、水が溶媒、食塩が溶質、食塩水が溶液。

◆**浸透圧は、溶液中の溶質の粒子数に比例する。**

浸透圧はモル濃度に比例する。ただし水中でイオンに分かれる物質は、そのイオンを含めた粒子の総数に比例する。

◆**非常に小さな穴があいた膜を半透膜という。**

水や Na^+ 程度の大きさの粒子だけが自由に通り抜けられる小さな穴があいた膜を半透膜という。細胞膜や血管壁は半透膜である。半透膜の穴を、血清アルブミン（分子量 69,000）は通り抜けられない。

◆**膠質浸透圧により血管外の水は血管内に移動する。**

血清アルブミンは血液中に存在する蛋白質で、血管壁を通り抜けられない。血清アルブミンは血管内にのみ存在し血管外には存在しないので、血管外の水分子が血管内外の濃度を同じにしようと血管内に移動する。このような血清アルブミンによって生じた浸透圧を、膠質浸透圧という。

むくんでる……

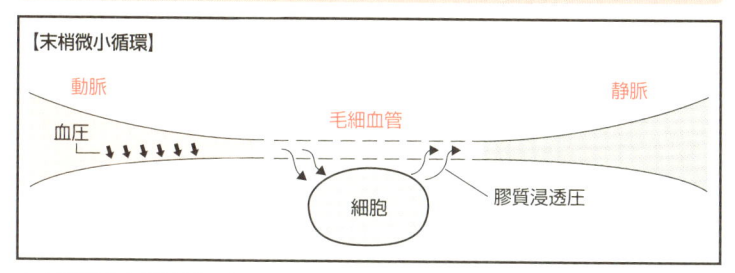

【末梢微小循環】

動脈　　　　毛細血管　　　　静脈
血圧　　　　　　　　　　　　　膠質浸透圧
細胞

◆水は動脈末端付近で血圧により血管外に押し出され、静脈末端付近で膠質浸透圧により血管内に引き戻される。このように水は動脈側の毛細血管から血管外に移動し、細胞に栄養などを与え老廃物を受け取り、再び静脈側の毛細血管内に戻っていく。このようにして細胞は栄養を血管から受け取っている。

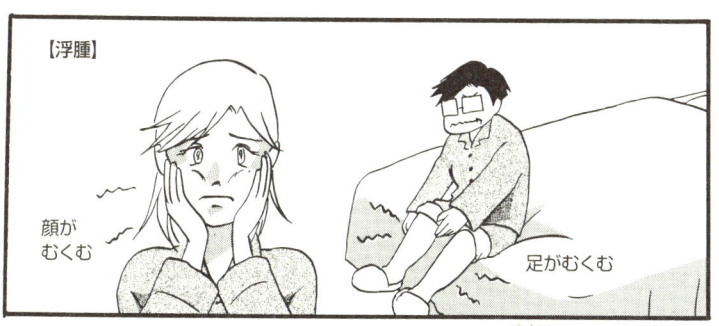

【浮腫】

顔がむくむ　　　　足がむくむ

◆細胞外の水が、血管内に戻らず血管外に溜まったのが浮腫(ふしゅ)である。

病気の基礎知識　浮腫(ふしゅ)

　むくみのこと。血管外の水分が増加した状態。血清アルブミンが低下すると膠質浸透圧が下がり、血管外の水を血管内に引き込めなくなる。また静脈の流れが悪い場合にも、静脈圧が上昇して静脈外の水を静脈内に引き込めなくなる。いずれの場合にも、結果的に血管外の水分が増加して浮腫が生じる。肝臓疾患、腎臓疾患、心臓疾患、栄養不足などでは、全身的な浮腫が生じやすい。

③ 脱水と酸塩基平衡

◆**脱水症の治療には、水分と塩分の補給が必要な場合がある。**

　水分の欠乏症を脱水症という。脱水症には水分だけ欠乏した場合と、塩分も一緒に欠乏している場合とがある。前者なら水分だけの補給でよいが、実際には水分と塩分の両者ともに不足していることが多い。

◆**細胞内液が欠乏すると、意識の異常が生じる。**

　脱水症は、細胞内液が欠乏した場合と、細胞外液が欠乏した場合とにも理論上は分けられる。しかし実際には両者の合併したものが多く、症状もさまざまである。

◆**動脈の血液の pH は 7.4 である。**

　体液は水分量や塩分量は厳密に調節されているが、動脈血の pH も 7.4 になるように厳密に調節されている。

◆**血液の pH がアルカリ性側にずれたものをアルカローシスという。**

　逆に 7.4 より酸性側にずれたものをアシドーシスという。なお、酸を英語でアシッド（acid）という。

◆**呼吸状況で pH は容易に変動する。**

　二酸化炭素イコール炭酸である。呼吸動作で炭酸という酸を体外に捨てている。呼吸と pH の関係は p.28 を参照のこと。

---

column　バッファー

　ダムは大雨が降っても川の流れを一定に保っている。このダムのように、強酸・強アルカリが来ても pH の大きな変動を抑制する働きをしている物質のことをバッファーという。弱酸・弱塩基およびその塩がこの作用を持つ。体内では重炭酸・リン酸・蛋白質などがバッファー役をしており、動脈血の pH は 7.4 付近からあまり動かずにすんでいる。

アルカローシスとアシドーシス

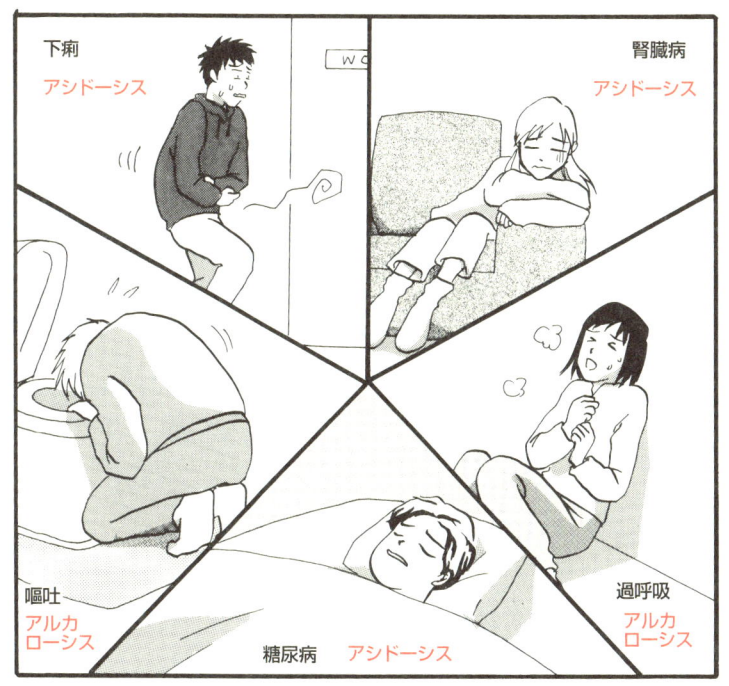

下痢　アシドーシス
腎臓病　アシドーシス
嘔吐　アルカローシス
糖尿病　アシドーシス
過呼吸　アルカローシス

- 下痢が続くと、腸液（アルカリ性）を体外に捨てるのでアシドーシスになる。
- 腎不全で尿（酸性）が出ないと、酸が体内に蓄積しアシドーシスになる。
- 嘔吐が続くと、胃液（酸性）を体外に捨てるのでアルカローシスになる。
- 重症糖尿病では脂肪酸の代謝がうまくいかず酸が体内に蓄積し、アシドーシスになる。
- 過呼吸（深呼吸をしすぎること、p.29）では炭酸（酸性）を捨てすぎるので、体内に炭酸が不足してアルカローシスになる。

CHAPTER 5 血液

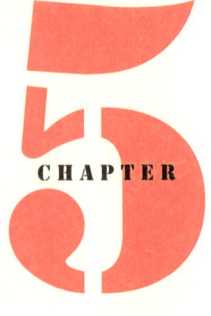

血液は細胞外液が変化したもの。酸素・栄養・老廃物・ホルモン・熱などを体の隅々まで運ぶだけでなく、免疫作用、止血作用なども持っているすぐれもの。

① 血液の成分

◆**血液は血漿と血球とからなる。**
　血漿は血液の液体成分のこと、血球とは血液中の細胞のことである。
◆**血漿は細胞外液の一種である。**
　血漿は細胞外液に蛋白質（特に血清アルブミン）を加えたもの。
◆**血球には赤血球、白血球、血小板がある。**
　量的には赤血球がそのほとんどを占め、白血球と血小板は少量である。
◆**血球は骨髄で血液幹細胞から作られる。**
　血球の生みの親になる細胞を、血液幹細胞という。
◆**血液全体のうち赤血球成分が占める割合をヘマトクリットという。**
　ヘマトクリットは Ht と略す。血球のほとんどは赤血球なので、ヘマトクリットとは全部の血球成分の割合のことだとみなしてもよい。

> **column　分化と成熟**
>
> 　血液幹細胞はある時は赤血球に、ある時は白血球に、またある時は血小板に変身する。このように、ある役目をもった細胞に変身していくことを分化、完全な血球になりきることを成熟という。血液幹細胞は酸素運搬や細菌を殺す力はなく、これを未分化で未熟と表現する。p.45 も参照。

血漿と血球

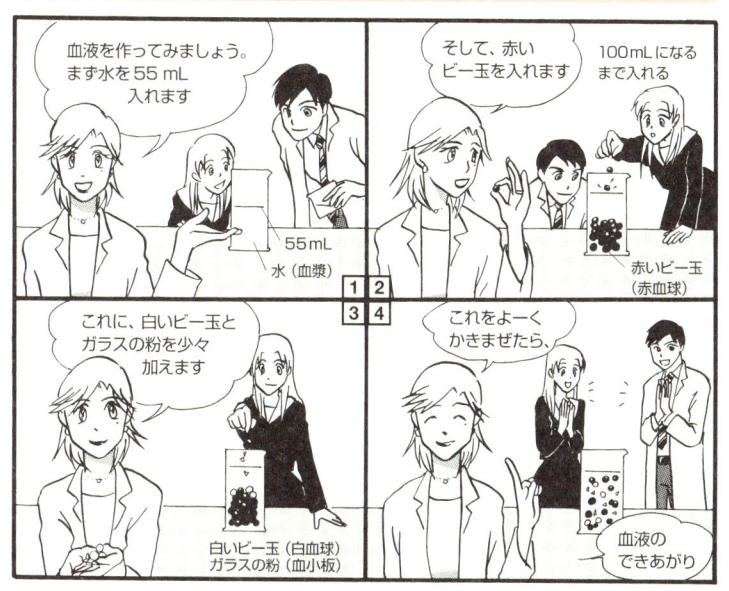

(コマ1) 血液を作ってみましょう。まず水を55mL入れます / 55mL / 水（血漿）

(コマ2) そして、赤いビー玉を入れます / 100mLになるまで入れる / 赤いビー玉（赤血球）

(コマ3) これに、白いビー玉とガラスの粉を少々加えます / 白いビー玉（白血球）ガラスの粉（血小板）

(コマ4) これをよーくかきまぜたら、 / 血液のできあがり

◀血液は液体成分である血漿と血球とから成り立っている。
◆水は血漿、赤いビー玉は赤血球、白いビー玉は白血球、ガラスの粉は血小板のつもり。血液は、液体と個体をおよそ 55 対 45 の割合で混ぜ合わせたもの。

病気の基礎知識　造血

　3種類の血球を作ることを造血という。造血は骨の中にある骨髄で行われている。全身の骨は、胸骨や腸骨（骨盤）のような扁平な骨と、手足の骨のように細長い骨とに大きく分けられる。造血がさかんなのは扁平な骨の骨髄である。細長い骨ではあまり造血は行われていない。骨髄の検査をするときは、胸骨や腸骨に針を刺して骨髄を採取する。

❷ 赤血球

◆**赤血球数は成人男性 500 万個/μL、女性 450 万個/μL である。**
　赤血球は RBC（Red Blood Cell）と略すことがある。赤血球は核を持たず分裂増殖できない。寿命は 120 日で、使い捨てである。
◆**赤血球は表面積が広く、変形能にすぐれている。**
　赤血球は中央がへこんだ円盤状なので、球形に比べ表面積が広く酸素のやりとりがしやすい。また変形しやすく、細い毛細血管も通り抜けられる。
◆**赤血球はヘモグロビンを詰めた袋である。**
　赤血球の中身の大部分は、ヘモグロビンという蛋白質である。このヘモグロビンが酸素を結合する。ヘモグロビンは Hb と略す。
◆**ヘモグロビン量は成人男性 16 g/dL、女性 14 g/dL である。**
◆**ヘモグロビンはヘムを含み、ヘムは鉄を含む。**
　ヘモグロビン産生には鉄が必須である。寿命が来て壊された赤血球中のヘムの鉄はリサイクルに回され、ヘムの鉄以外の成分は代謝されてビリルビンとなり、胆汁中に捨てられる（p.12）。
◆**余分な鉄は肝臓に貯蔵されている。**
　肝臓は鉄の貯蔵庫である。栄養学的に鉄を豊富に含む食品は、レバー（肝臓）である。

> **column　鉄代謝**
> 　ヘモグロビン中の鉄は、全量が完全にリサイクルされるので、成人男性では出血がない限りこの分の鉄は補う必要はない。ただし体にはヘモグロビン以外の鉄もあるので、その分は補う必要はある。成長期の子どもや妊婦は血液量が増えるので、特に鉄の摂取が重要である。

貧血になりやすい人、なりにくい人

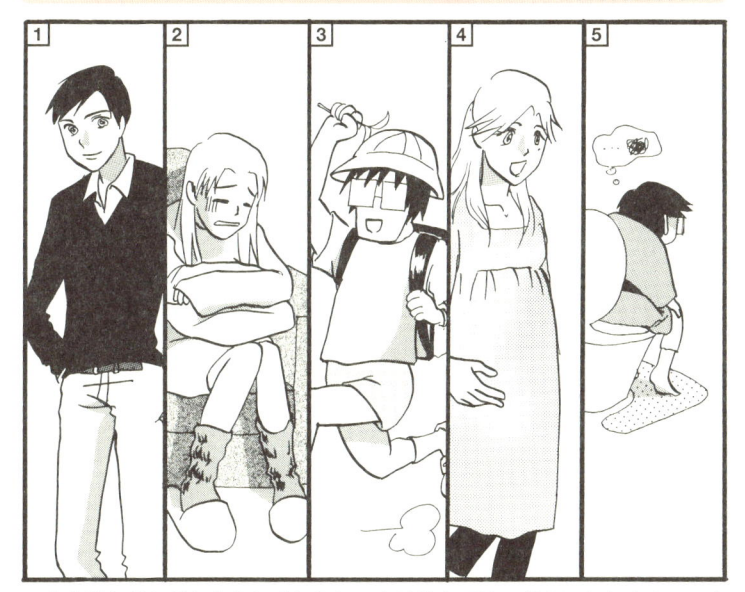

赤血球をどんどん作らねばならない人は鉄欠乏性の貧血になりやすい。少しずつの出血でもそれが慢性的にずっと続けば、出血の総量はそれなりに大量になる。

1. 健康な成人男性は貧血になりにくい。
2. 一般女性は月経の出分分は補う必要あり。
3. 成長期の子どもは血液量が増加する。
4. 妊婦さんは胎児の血液も作らねばならない。
5. 慢性の出血があると貧血になりやすい。たとえば痔など……。

病気の基礎知識　貧血

　鉄が欠乏するとヘモグロビンが作れなくなり、貧血になる。鉄欠乏性の貧血では、赤血球数は減少し、ヘモグロビン量も減少し、ヘマトクリット値も減少する。この3つの指標は貧血の代表的検査であり、健常者の基準値には男女差がある。これらの基準値は覚えておいたほうがよい（p.130）。貧血は、鉄欠乏だけでなく他のさまざまな原因でも生じる。

2．赤血球

❸ 白血球

◆**白血球数の基準値はおよそ 4000〜8000 個/μL である。**

　白血球は赤血球よりも数はずっと少なく、1/1000 程度である。白血球数は個人差が大きく、しかも体調により容易に変動する。白血球は WBC（White Blood Cell）と略すことがある。

◆**白血球には好中球、好酸球、好塩基球、単球、リンパ球がある。**

　この 5 種の数の割合は好中球とリンパ球が多い。

◆**好中球は細菌を食べるのが仕事。**

　細菌が侵入してくると、好中球は血管から抜け出して細菌のところまで走って行き、細菌を食べて殺す。

◆**膿（うみ）は、細菌を食べた後の好中球の死骸。**

　血管から出た好中球は、もう戻ってこない。

◆**好塩基球は、アレルギーを起こすマスト細胞と同じもの。**

　p.56 を参照。好酸球は、アレルギーを抑える働きをしているらしい。

◆**単球はマクロファージと同じもの。**

　単球は血管から抜け出してそこに住み着き、マクロファージと名前を変えていろんな外敵を食べている。食べる能力は好中球より強い。

◆**リンパ球は免疫の主役。**

　詳細は「6 章免疫（p.50）」を参照のこと。

> **column　多核白血球**
>
> 　骨髄でできたばかりの好中球の核は、桿状（棒状）をしている。時間がたつとこの核がだんだんくびれてきて、複数個あるように見える。このような好中球を多核白血球と呼ぶことがある。多核白血球イコール好中球と思ってよい。また好中球、好酸球、好塩基球の 3 つをまとめて顆粒球ともいう。

血球の分化と成熟

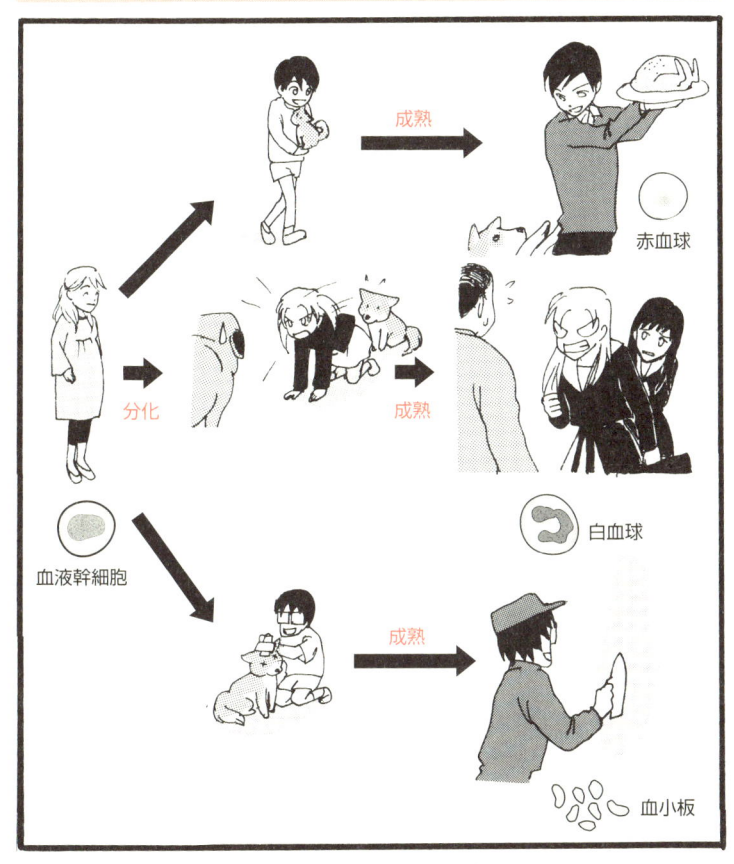

- 血球は血液幹細胞からそれぞれの目的に応じて作られた。

病気の基礎知識　白血病

　ある細胞ががん化した病気をがんという。同様に血液細胞ががん化した病気を白血病という。骨髄にはいろんな分化・成熟レベルの血液細胞があるので、白血病にもいろんな種類がある。なお成熟した赤血球は核を持たず増殖能はないので、成熟した赤血球はがん化しない。

❹ 血液凝固

◆**血管が破れると、まず血小板がくっつき蓋をする。**
　血小板数は、15万～40万個/μL である。

◆**血漿は、条件が整えば凝固する。**
　通常は、赤血球を練り込んだ状態で固まる。この固体はしばらくすると、すき間に液体がしみ出てくる。この液体が血清である。

◆**血液検査の材料には、血清を使うことが多い。**
　血清は凝固しない。血液検査における ALT（p.13 参照）などの濃度は血清中の濃度である。血清は、血漿からフィブリノーゲンを除去したものだとみなしてよい。

◆**血液の凝固には、複数の凝固因子が必要。**
　凝固因子の大部分は蛋白質であり、肝臓で作っている。肝臓疾患では凝固因子を十分には作れずに、出血が止まりにくくなることがある。

◆**血液の凝固には、カルシウムイオンも必要。**
　採血した血液からカルシウムイオン（Ca^{2+}）を除去すると、その血液は固まらない。この方法は輸血用の保存血液などに応用されている。

◆**凝固した血液を数日間放置すると、液体になる。**
　これを線維素溶解現象、略して線溶という。

---

column　血液凝固の本体

　血漿中には、フィブリノーゲンという蛋白質が溶けている。刺激が来ると、フィブリノーゲンはフィブリンというものに変化する。フィブリンはお互いにたくさんくっつき合って糸のようになり、溶けきれずに析出する。この糸状のフィブリン析出が血液凝固の本体である。線溶ではこの糸が短く切断され、再び液体に戻る。

血管の破れを補修

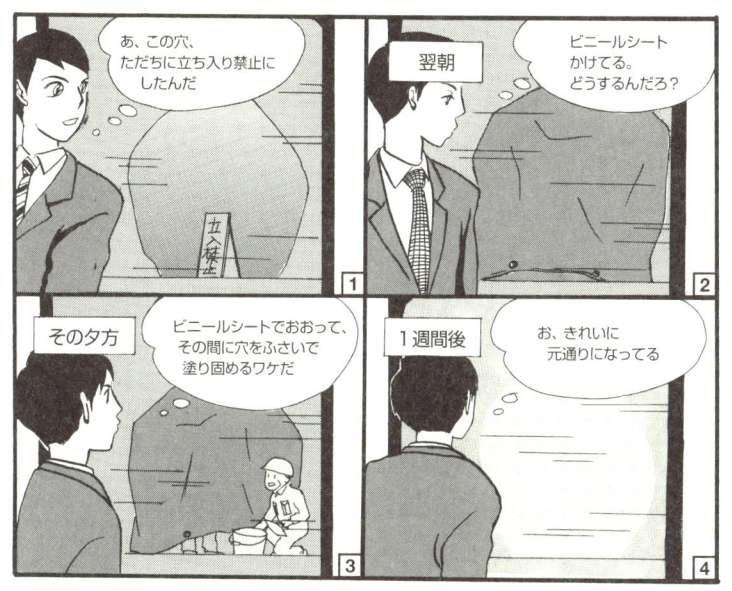

1. 血管が破れると、ただちに血小板が蓋をして、とりあえず出血を止める。
2. 少し遅れて凝固システムが働いて、出血部を凝固した血液の塊で強く蓋をする。
3. その間に数日かけて血管の補修を行う。
4. 補修がすんだ頃に線溶システムが働いて、血液凝固塊を溶かす。

◆線溶も広義の凝固システムに含まれる。凝固と線溶が対になって血液凝固システムを構築している。

病気の基礎知識　血友病

　先天的に血液凝固因子が不足して出血しやすくなる病気。いろいろなタイプがある。

❺ 血液型

◆**赤血球には A と B の印がついている。**

この印は 4 種類ある。すなわち A のみ、B のみ、AB の両者、何もなし、である。この分類法を ABO 式血液型という。

◆**A と B の印の本体は、赤血球表面にくっついている糖である。**

ある糖がくっつけば A 型、別の糖がくっつけば B 型である。前者の糖をくっつける酵素を持っている人が A 型になる。

◆**A 型の人は A の糖をくっつける酵素を持っている。**

この酵素の遺伝子を持つかどうかで、A 型かどうかが決まる。よって ABO 式血液型の表現型は、メンデルの法則に従う。

◆**Rh 式血液型というものもある。**

実際には何十種類という血液型の分類法があるが、現実に輸血で問題になるのは ABO 式と Rh 式の血液型の 2 つだけである。Rh 式では D という印があるかないかで判断しており、あればプラス、なければマイナスと表示する。日本人には Rh（−）の人は少ない。

◆**輸血は同じ血液型どうしで行う。**

普通の出血に対しては、血液全部を輸血する必要はなく、赤血球だけを投与すれば十分である。

---

column 輸血と臓器移植

すべての細胞は、ID のようなその人独特の複雑な印を持っている。したがって他人の臓器をそのまま移植しても拒絶されてしまう。しかし、赤血球だけはこのややこしい ID がついておらず、ごく簡単な印を合わせるだけで他人の赤血球を受け入れることができる。血液を臓器とみなせば、輸血は臓器移植の一種である。

血液型不適合妊娠

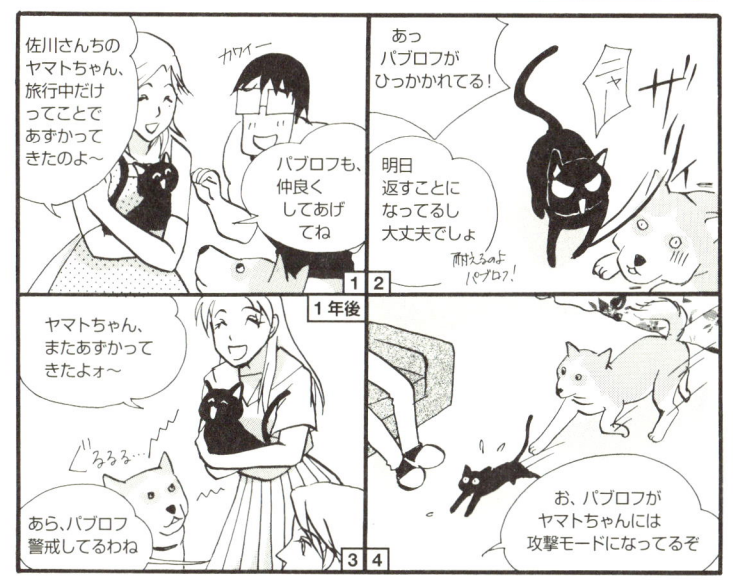

 Rh（-）型の人にRh（+）型の血液を輸血してはいけない理由は、Rh（-）型の人はRh（+）型赤血球を破壊する抗体を作ってしまうから。もしこの抗体を持っていれば、輸血されたRh（+）型赤血球を破壊してしまう。このようなRh（-）型の女性がRh（+）型の胎児を妊娠すると、この抗体が胎児に移行して胎児のRh（+）型赤血球を破壊してしまう。これを血液型不適合妊娠という。

 マンガでは、最初はフレンドリーなパブロフでしたが、異質のヤマトちゃんと一晩過ごしたことで、ヤマトちゃんを攻撃する習性を作ってしまいました。そのため、後日、ヤマトちゃんが田中家にやってきたとき、パブロフはこの習性で、ヤマトちゃんを攻撃するようになってしまったのです。

病気の基礎知識　血液型不適合輸血

　もし血液型を合わせずに輸血を行うと、その赤血球は免疫システムにより凝集を起こし最後は破壊される。赤血球が壊されることを溶血という。

CHAPTER 6 免疫

免疫力が弱すぎるとバイ菌に負けてしまう。免疫力が強すぎるとアレルギーを起こしてしまう。免疫力はちょうどいいのがちょうどいい。

① 自己と非自己

◆**免疫の第1段階は自己と非自己の見きわめ。**

世の中のものは、すべからく自己と非自己とに分けられる。体内にあるものや体内に侵入してきたものすべてに対し、免疫システムは自己か非自己かの判定をする。非自己と判定される物質を抗原という。

◆**非自己と判定したものは排除しようとする。**

これが免疫の第2段階である。排除とは攻撃のことである。自己と判定したものに対しては、免疫システムは何も行動を起こさない。

◆**非自己の例には病原体、がん細胞、他人の細胞などがある。**

非自己には、死んだ自分の細胞やがん化した自分の細胞なども含まれる。

> **column　抗原になりうるもの**
>
> 自分の体内にあるもの以外のものはすべからく、非自己すなわち抗原だと思ってよい。ウイルス、細菌、寄生虫などの病原体はもちろんのこと、花粉やそばや牛乳などの特に病原性を持っていない物質も、場合によっては抗原になりうる。自分の細胞でも、正常ではない細胞は非自己だと認識される。通常、抗原になるのは蛋白質である。

うちの生徒ではありません

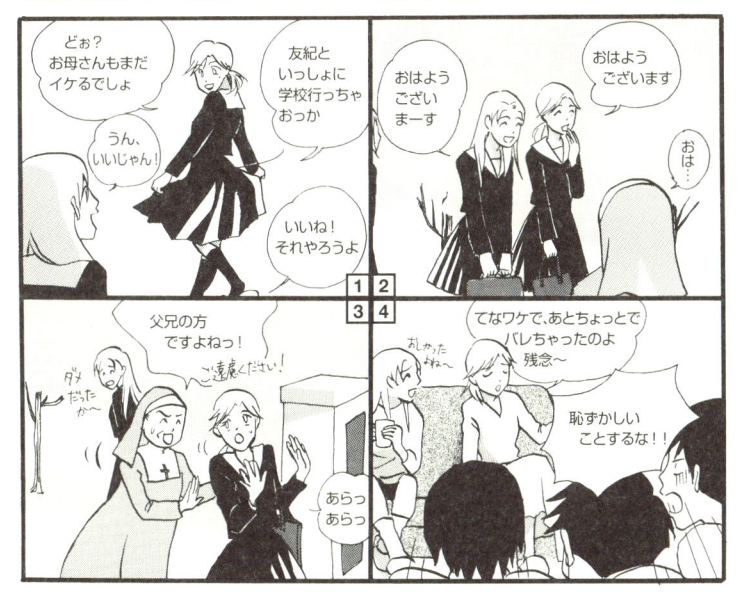

● 免疫システムは非自己の認識と非自己の排除からなる。友紀の学校の先生も、手ごわい免疫システムをもっていて、非自己（学校の生徒でない人間）を見定め、これをしっかり排除している。

病気の基礎知識　臓器移植

　他人の細胞は非自己である。したがって他人の臓器を自分に移植すると、その臓器は非自己だと判断して排除機構が働く。治療として臓器移植を行う場合には、薬を使って他人の臓器を排除できないレベルまで免疫力を低下させる。当然病原体に対しても抵抗力が低下してしまうので、たとえば腎移植を受けた人は風邪が重症化しやすい。

❷ リンパ球

◆**リンパ球は大きくTリンパ球とBリンパ球とに分けられる。**
　両者はT細胞・B細胞ともいう。どちらにも分類されないリンパ球もある。

◆**リンパ球はさらなる訓練が必要である。**
　できたてのリンパ球は免疫の能力がまだ備わっていない。あらためて訓練を受けてから、やっと一人前のTリンパ球・Bリンパ球になれる。Tリンパ球の訓練場所は胸腺、Bリンパ球の訓練場所は骨髄である。

◆**Tリンパ球は、免疫システムのコントロールが仕事。**
　Tリンパ球は免疫の司令官であり、他の免疫細胞にもっと働けとか、もう働かなくてもいいとかの命令を出して、免疫システムをコントロールしている。直接がん細胞などをやっつけることもある。

◆**Bリンパ球は、抗体を作るのが仕事。**
　Bリンパ球は、Tリンパ球の命令に従ってある特定の抗体を作っている。形質細胞というものに変身すると、さらに効率よく抗体を作りだせる。

◆**リンパ球は全身に分布し、全身をパトロールしている。**
　リンパ球は骨髄・胸腺・リンパ節・脾臓などにたくさん住んでいる。さらに咽頭や腸にもところどころにリンパ球の集団がある。前者の代表が扁桃である。

> **column　マクロファージとTリンパ球との連携プレイ**
>
> 外敵が来たらまずマクロファージが食べる。そして食べたものがどんなものであったかをTリンパ球に教える。外敵がどんなものかを教えてもらったTリンパ球は、他の免疫細胞に指令を出して適切な免疫反応を起こさせている。

Tリンパ球とBリンパ球

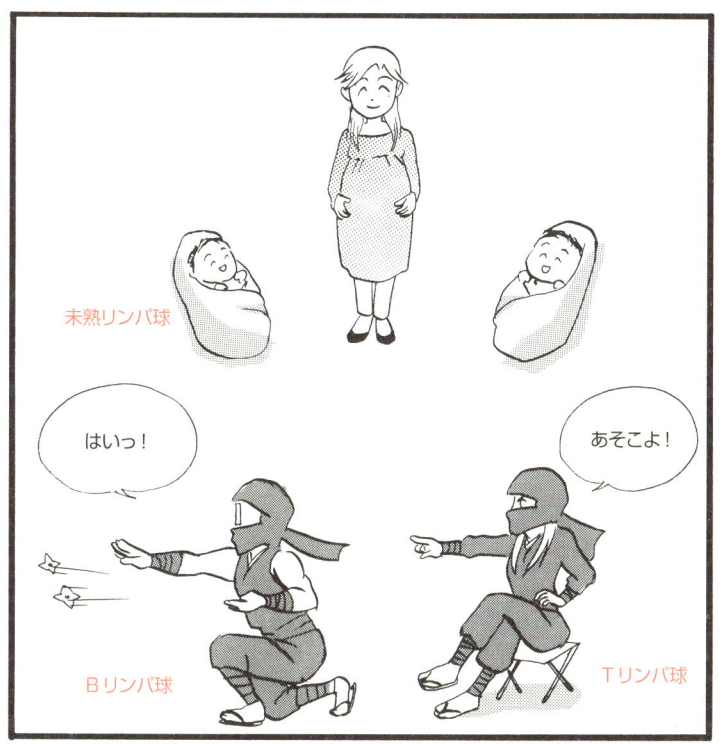

未熟リンパ球

はいっ！　　　あそこよ！

Bリンパ球　　　Tリンパ球

●リンパ球には監督役のTリンパ球と、Tリンパ球の指令に従って抗体を作る役のBリンパ球とがある。

病気の基礎知識　リンパ節と扁桃

　外敵が来るとリンパ球は免疫反応を起こす。このリンパ球が集団で住んでいる代表的な場所が、リンパ節である。手をケガして化膿すると、その中枢側にある腋窩リンパ節が強く免疫反応を起こして脇の下が腫れる。ノドにある扁桃も、リンパ節みたいなものだと理解しておけばよい。リンパ腺・扁桃腺という言い方はしない。

❸ 抗体

◆**抗体はある特定の抗原に対してのみ結合して、これを無害化する。**

非自己排除システムの代表例が、Bリンパ球が作る抗体である。

◆**抗体は蛋白質であり、γ-グロブリンに分類される。**

グロブリンはいくつかの種類に分けられ、抗体はそのうちのγ（ガンマ）というグループに属する。免疫グロブリンというと抗体のことである。

◆**抗原の種類は約1億あり、抗体も約1億種類ある。**

非常にうまい方法で、1億種類もの抗体を作りだしている。1億種類の遺伝子を持っているわけではない。

◆**1つの抗体は1つの抗原にのみ反応する。**

たとえば大腸菌に反応する抗体は大腸菌のみに反応し、インフルエンザウイルスには反応しない。

◆**抗体は胎盤を通って母親から胎児に受け渡される。**

すべての抗体が胎児に移行するわけではないが、移行した抗体は半年位残っているので、この期間は乳児はあまり感染症にかからない。

◆**抗体は血液以外にも、唾液や母乳などの分泌液にも含まれている。**

出産直後に分泌される母乳は、成分が特殊で抗体含有量が多い。これを初乳といい、新生児はこの初乳を飲むことによっても母親から免疫力を受け取っている。涙液や消化液にも抗体が含まれており、殺菌作用がある。

> **column 免疫反応と抗体の量**
>
> たとえばインフルエンザにかかると、インフルエンザウイルスに対する抗体が作られる。血中のインフルエンザウイルスに対する抗体量を測定すると、インフルエンザに対する現在の免疫力の有無、および過去にインフルエンザにかかったかどうかがわかる。

シンデレラの靴に合うのはシンデレラの足だけ

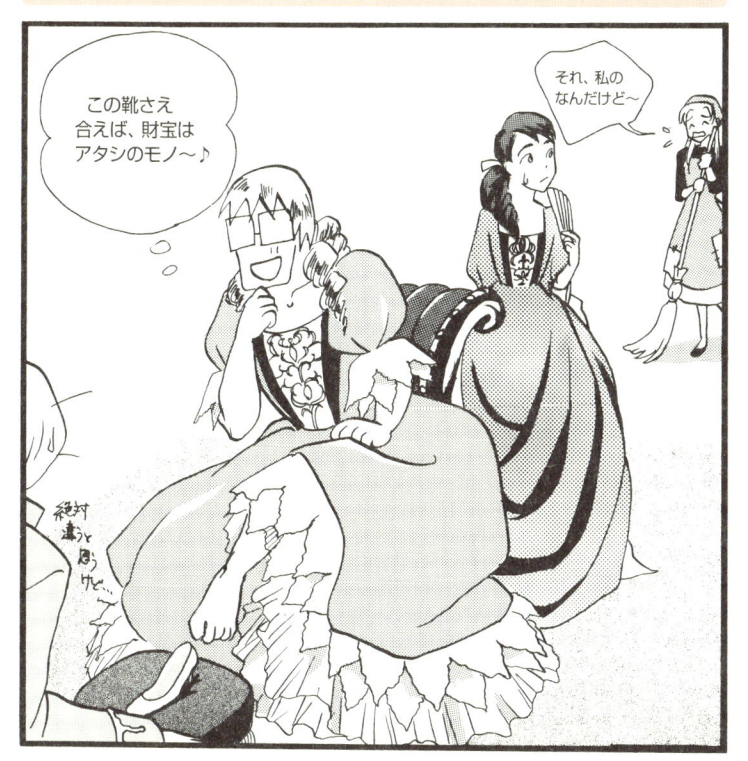

（この靴さえ合えば、財宝はアタシのモノ〜♪）

（それ、私のなんだけど〜）

絶対違うと思うけど…

抗原と抗体は1対1で反応する。鍵と鍵穴の関係ともいう。シンデレラの靴（抗原）にはシンデレラの足（抗体）が合うはず。

病気の基礎知識　ワクチン

　病原体に対する免疫反応は、初回よりも2回目以降が早くかつ強い。あらかじめ微量の病原体を投与しておくと、その病原体に対する抗体もできるし、将来の免疫反応も早くなる。この性質を利用してその病原体に対する免疫力を前もって強めておくのがワクチンである。

❹ アレルギー

◆免疫は弱すぎても強すぎてもダメ。

免疫反応は弱すぎると非自己を排除できない。逆に強すぎても本人にとって好ましくない結果を来す。後者をアレルギーという。

◆マスト細胞がアレルギーの主役。

アレルギーにはいろいろな種類があるが、マスト細胞が主役のものが重要。マスト細胞とは白血球のうちの好塩基球と同じものである。

◆アレルギー患者は特殊な抗体を持っている。

たとえばスギ花粉アレルギー患者は、スギ花粉に反応する特殊な抗体を作ってしまっている。スギ花粉が来てこの抗体が反応すると、マスト細胞からいろんな物質が放出される。この物質がさまざまなアレルギー症状を起こす。このような反応が鼻や目で起これはアレルギー性鼻炎やアレルギー性結膜炎、皮膚ならアトピー性皮膚炎や蕁麻疹（じんましん）、肺なら気管支喘息である。全身性に起こると急死することもある。

◆自己を非自己と認識して攻撃してしまうこともある。

このような病気を自己免疫疾患といい、自分の組織に対する抗体を作ってしまい、自分の組織を攻撃している。たとえば関節リウマチでは関節、膠原病（こうげんびょう）では血管などに対する抗体を持ってしまっている。

> **column ステロイド**
>
> ステロイドとは、副腎皮質から分泌される糖質コルチコイドホルモンのことである。免疫力を抑制する作用があるので、アレルギーや自己免疫疾患の治療薬としても使われる。ステロイドを使用すると、当然ながら病原菌に対する抵抗力は低下する。

アレルギー症状のいろいろ

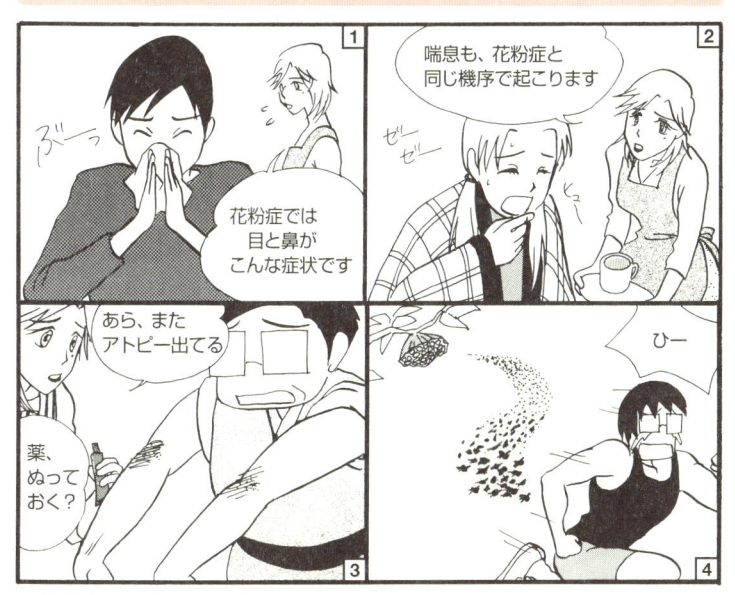

1 花粉症では目と鼻がこんな症状です

2 喘息も、花粉症と同じ機序で起こります

3 あら、またアトピー出てる／薬、ぬっておく？

4 ひー

◆花粉症も喘息もアトピー性皮膚炎も、同じ機序で起こるアレルギー反応。いずれも特定の抗原とそれに対する特殊な抗体が、マスト細胞を刺激することにより起こる。蜂毒アレルギーのように、全身性の激しいアレルギー反応をアナフィラキシーといい、重症例では死亡することもある。

病気の基礎知識　日和見感染

　免疫力が低下したとき、カビのような普通なら簡単にやっつけることのできる弱い菌に感染して、肺炎などを起こしてしまうこと。免疫抑制剤を使用したり、エイズ（後天性免疫不全症候群、AIDS）などで起こりやすい。なおエイズでは、原因のウイルスがTリンパ球をやっつけるので、エイズ患者の免疫力は低下する。

4．アレルギー

CHAPTER 7 循環

心臓の拍動はリズムが重要。目の前の人が心室細動を起こしたら、AEDを使ってただちに除細動を試みよう。それで人命が救助できるかもしれないのだ。

① 心臓の構造

◆**心臓と血管をまとめて循環器という。**
　全身へ血液を供給する働きをしている。
◆**全身の経路を体循環、肺への経路を肺循環という。**
　全身の細胞に酸素や栄養を供給する経路が体循環、肺へ血液を供給して二酸化炭素を捨て酸素を取り込む経路が肺循環である。
◆**心臓には 4 つの部屋と 4 つの弁がある。**
　名称は右図参照。
◆**心臓は 1 分間におよそ 5 L の血液を送り出す。**
　心臓は 1 回の収縮で約 70 mL の血液を押し出し、1 分間に 70 回収縮するので合計 5 L/分になる。

> **column　心筋**
>
> 　心臓の筋肉は心筋である。見た目には横紋があり横紋筋の仲間であるが、不随意筋である。自律神経の支配を受けており、交感神経の興奮でその収縮力が強まり、副交感神経の興奮で収縮力が低下する。副腎髄質から分泌されるアドレナリンでも収縮が強まる。

心臓の構造

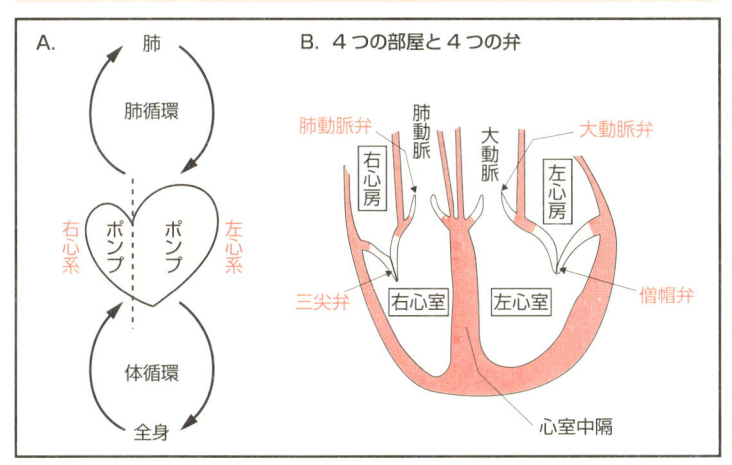

A.
肺
肺循環
右心系 ポンプ ポンプ 左心系
体循環
全身

B. 4つの部屋と4つの弁
肺動脈弁　肺動脈　大動脈　大動脈弁
右心房　　　　　　　　　左心房
三尖弁　右心室　左心室　僧帽弁
心室中隔

● A．心臓は2個のポンプが合体したもの。右心系は肺へ血液を送るポンプ、左心系は全身へ血液を送るポンプである。左心系のほうが力があるが、流れる血液の量は同じである。

● B．心臓には4つの部屋と4つの弁がある。右心室と左心室は、心室中隔にて分けられている。右心房と左心房は心房中隔で分けられている。

● 肺で酸素を受け取った血液が動脈血で、肺から肺静脈→左心房→僧帽弁→左心室→大動脈弁→大動脈（体循環系へ）と流れる。
一方、全身の末梢組織に酸素を渡した血液が静脈血で、大静脈→右心房→三尖弁→右心室→肺動脈弁→肺動脈→肺と流れていく。

病気の基礎知識　心臓弁膜症

　血液を順方向には楽に通過させ、逆方向には絶対に流さないのが正常な弁の機能である。この弁の機能が悪くなった疾患を弁膜症という。弁膜症の弁には、狭くなって血液が順方向に通りにくくなったものと、うまく閉じずに逆流するものとがある。僧帽弁が最も障害を受けやすく、次が大動脈弁である。

❷ 心音

◆**弁が閉じるときには音がする。**

　ドアは閉まるときにドアと壁がぶつかって音がする。弁も閉まるときに弁同士がぶつかって音がする。

◆**心室の収縮開始時に僧帽弁と三尖弁とが閉じる音がする。**

　心室の収縮が開始すると、心室内の圧力が高まり僧帽弁と三尖弁とが閉じられて音がする。これをⅠ音（いちおん）という。

◆**心室の拡張開始時に大動脈弁と肺動脈弁とが閉じる音がする。**

　心室の拡張が開始すると心室内の圧力は低下し、大動脈弁と肺動脈弁とが閉じられて音がする。これをⅡ音（におん）という。

◆**血液の流れに乱れがあると音がする。**

　液体や気体の流れに乱れがあると音が発生する。

◆**弁が狭かったり、弁に逆流があると音がする**

　血液の流れに乱れが生じるから音が発生する。

◆**心室中隔に穴があると音がする**

　この穴を血液が勢いよく流れると、音が発生する。

> **column　聴診器で聞いている胸の音**
>
> 　診察時、医者が胸に聴診器をあてるのは、心臓の音と肺の音とを聞いているのである。心臓については弁の音やリズムの変化、さらには異常な音がしないかどうかを聞いている。一方、肺では呼吸により空気が気管支を急速に流れると音（呼吸音）がする。肺炎などがあると、痰が流れを変化させ、音の質や大きさが変わる。あちこち聴診器をあてて、肺炎の程度と場所の範囲とを調べているのである。

心音の発生

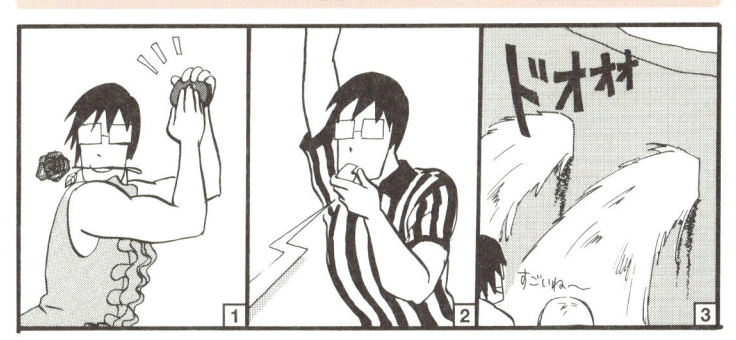

1. カスタネットは閉まるときに音が出る。心臓の弁も閉まるときに音が出る。2. ホイッスルは、吹く息の流れに乱れができて、音が出る。心臓でも弁が狭かったり、逆流すると音が出る。3. ダムの放流で音がするのは、液体の流れに乱れがあるから。心室中隔に穴があると音がする。このように、固体がぶつかったり、気体や液体の流れに乱れがあると音が発生する。

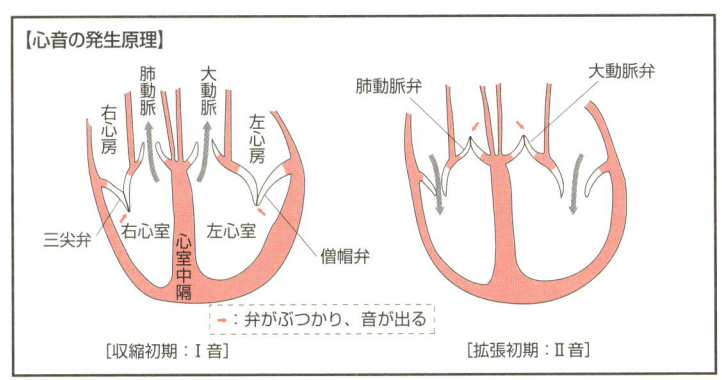

【心音の発生原理】

[収縮初期：Ⅰ音] [拡張初期：Ⅱ音]

病気の基礎知識　僧帽弁閉鎖不全症

僧帽弁の機能が悪くなり、弁が完全に閉じずに逆流を生じたのが僧帽弁閉鎖不全症である。心室の収縮期に左心室→左心房への逆流の音が発生する。つまりⅠ音からⅡ音への間の時間帯に逆流のザーッという音が聞こえる。Ⅱ音と次のⅠ音との間の時間帯は何も聞こえない。

❸ 心拍リズムと不整脈

◆**体の表面にある動脈で脈を触知できる。**
　手首、頸、鼠径部などがわかりやすい。

◆**健常者の安静時心拍数はおよそ 60〜80/分。**
　安静時は普通は 70/分程度である。心拍数が多いものを頻脈、少ないものを徐脈という。

◆**心筋は時期を合わせていっせいに収縮している。**
　心臓は多数の小さな心筋細胞の集団である。これらの心筋がいっせいに収縮することにより、心臓というものは収縮を示すことができる。

◆**心拍のリズムを作り出しているところをペースメーカーという。**
　心房にある特殊な細胞がリズムを生み出しており、心臓全体の細胞がこのペースメーカーのリズムに従って収縮している。

◆**正常ではない脈はすべて不整脈。**
　リズムの異常だけではなく、回数の異常（頻脈、徐脈）も不整脈。

◆**最もこわい不整脈は心室細動。**
　心筋細胞がバラバラに収縮している状態。1 個 1 個の心筋は収縮しているが、それぞれの収縮タイミングがバラバラなので、心臓全体として見たら収縮してないのと同じことになる。原因不明の突然死の大半は、この心室細動である。血中 K^+ 濃度が高いと心室細動になりやすい。

> **column　除細動**
>
> 　心室細動になると直後に意識を失い、数分で脳に障害、十数分で脳死になってしまう。心室細動の治療は、心臓にいったん強い電気を流して心筋の収縮リズムの統制を取り直すことである。これを除細動という。この体外から電気を流す器械を自動体外式除細動器（AED）といい、最近は駅など街のあちこちで見かけるようになった。

かけ声は大切

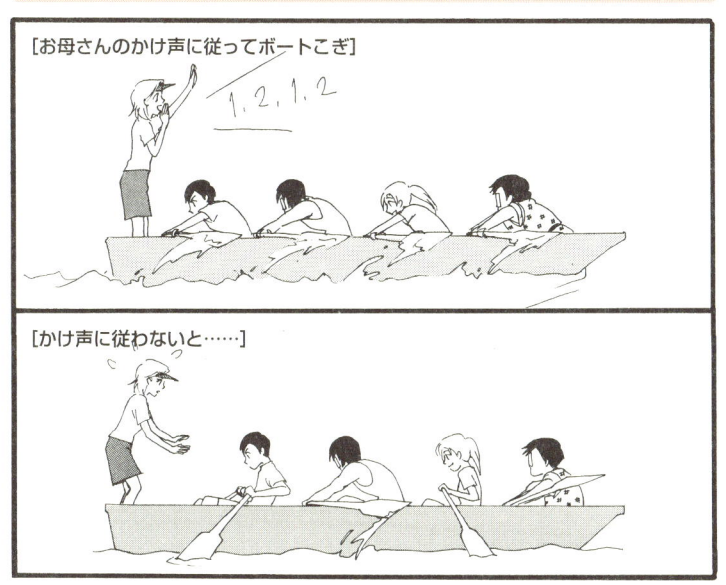

[お母さんのかけ声に従ってボートこぎ]

1, 2, 1, 2

[かけ声に従わないと……]

●リズムをとって一緒にこぐことが大切。心室細動は心筋細胞がバラバラに収縮している状態。

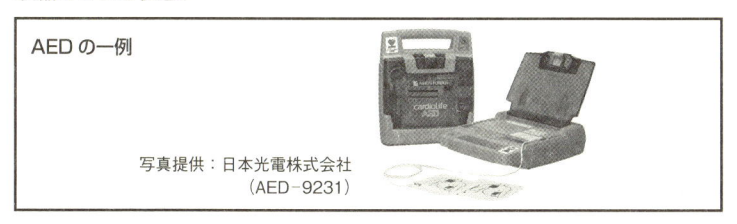

AED の一例

写真提供：日本光電株式会社
（AED-9231）

病気の基礎知識　人工の心臓ペースメーカー

　心機能が悪く適切な心拍リズムがとれない患者には、人工の心臓ペースメーカーを体内に植え込むことがある。左胸上部の皮下に本体を置き、本体からのリード線の先端を右心室に置く。ペースメーカーも携帯電話も最近の機種は性能がよくなったので、以前よりは携帯電話の電波はペースメーカーに誤動作を起こしにくくなった。

❹ 冠動脈

◆**心筋は冠動脈により養われている。**
　心室や心房の中には大量の血液が流れているが、心筋自体はその血液をもらっているのではなく、冠動脈から血液の供給を受けている。

◆**十分な血流が確保できない状態を虚血という。**
　血管が細くなったり詰まったりして血流量が減少した状態が虚血。虚血部位の細胞は酸素や栄養不足に陥り苦しがっているし、虚血の程度が大きいと細胞は酸素不足で死んでしまう。

◆**冠動脈は枝分かれしたら再びくっつかない。**
　一般の動脈は、枝分かれしたり再びくっついたりしながらだんだん細くなっていく。したがって、どこかで詰まっても迂回路を通って血液が流れてくる。ところが冠動脈と脳の動脈だけはいったん枝分かれしたらそれっきりで、もうお互いくっつかない構造になっている。その結果、冠動脈や脳の動脈が詰まると、その下流の領域は虚血になってしまう。

◆**冠動脈は根元 2 本、実質 3 本ある。**
　冠動脈は右冠動脈と左冠動脈の2本がある。左冠動脈はすぐに2本に分かれる。よって冠動脈は実質3本あるともいえる。

> **column　機能血管と栄養血管**
>
> 　臓器が何かの仕事をするとき、血液を受け取りそれに処理を加える。また臓器の細胞自体も、生きていくためには酸素や栄養が必要である。よって仕事用の血管と自分自身への栄養補給用の血管との2系統の血管を持つ臓器も多い。前者を機能血管、後者を栄養血管という（次ページのマンガ参照）。栄養血管の代表に、心臓の冠動脈、肺の気管支動脈（機能血管は肺動脈）、肝臓の肝動脈（機能血管は門脈）などがある。

自分用は別に用意

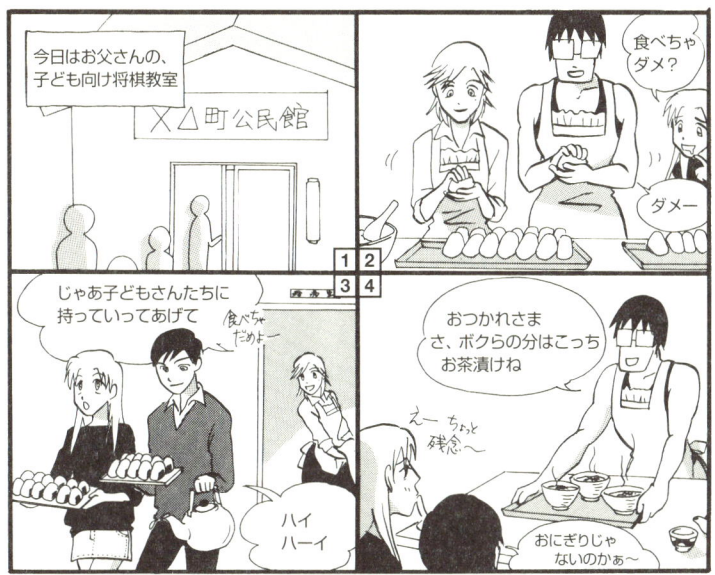

コマ1: 今日はお父さんの、子ども向け将棋教室／×△町公民館

コマ2: 食べちゃダメ？／ダメー

コマ3: じゃあ子どもさんたちに持っていってあげて／食べだめよー／ハイハーイ

コマ4: おつかれさま　さ、ボクらの分はこっちお茶漬けね／えーちょっと残念〜／おにぎりじゃないのかぁ〜

◆田中家総出で握ったおにぎりは、子どもさんたちの元へ行ってしまい、田中家の人々はおにぎりを食べずにお茶漬けを食べている。
◆心臓も仕事用の血管と、自分自身への栄養のための血管を持っている。そして、仕事用の血管（機能血管）と自分の栄養補給用の血管（栄養血管）とは別である。心臓の心筋細胞は、冠動脈から酸素や栄養を補給されている。心臓にとっての栄養血管は冠動脈である。

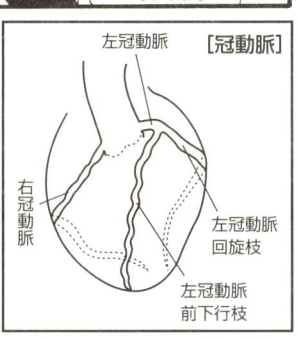

[冠動脈]
左冠動脈／右冠動脈／左冠動脈回旋枝／左冠動脈前下行枝

病気の基礎知識　虚血性心疾患

冠動脈が狭くなったり詰まったりして、十分な血流が流れなくなった病態のこと。冠動脈が細くなり血流減少で心筋細胞が苦しがっている状態が狭心症。冠動脈が詰まって血流が途絶え、心筋細胞が死んでしまった状態が心筋梗塞。両者を合わせて虚血性心疾患という。

4．冠動脈

❺ 血圧

◆**血圧は、心臓の収縮力、血管の太さ、血液量で決まる。**

　血圧とは動脈内圧のことである。血管の太さとは、別な言い方をすると血管の容積のことである。

◆**心臓の収縮力が強くなると血圧は上がる。**

　アドレナリンや交感神経は、心臓の収縮力を強め血圧を上げる。逆に心臓の収縮力が弱くなると血圧は下がる。副交感神経は、心臓の収縮力を弱め血圧を下げる。

◆**血管が収縮すると、すなわち血管が細くなると血圧は上がる。**

　アドレナリンや交感神経は、血管を収縮させ血圧を上げる。逆に血管が拡張すると、すなわち血管が太くなると、血圧は下がる。副交感神経は、血管を拡張させ血圧を下げる。

◆**血液量が増加すると血圧は上がる。**

　逆に脱水や出血などで血液量が減ると、血圧は下がる。

◆**アドレナリンは血圧を上げる。**

　アドレナリンは心臓を活発にし、血管も収縮させて血圧を上昇させるので、アドレナリンの注射薬は緊急の治療でよく利用される。

◆**迷走神経は血圧を下げる。**

　迷走神経は副交感神経の代表であり、心臓をリラックスさせ、血管も拡張させて血圧を下げる。あまりに迷走神経が働きすぎると、血圧が下がりすぎて意識を失うこともある。

> **column　血圧の変動**
>
> 　一般的には血圧は安静時に測定する。しかしヒトの体は肉体的にも精神的にも常に変動しているので、それに伴って血圧も時々刻々と変動している。したがって毎回の測定結果に一喜一憂しないほうがよい。

血圧を上げるには

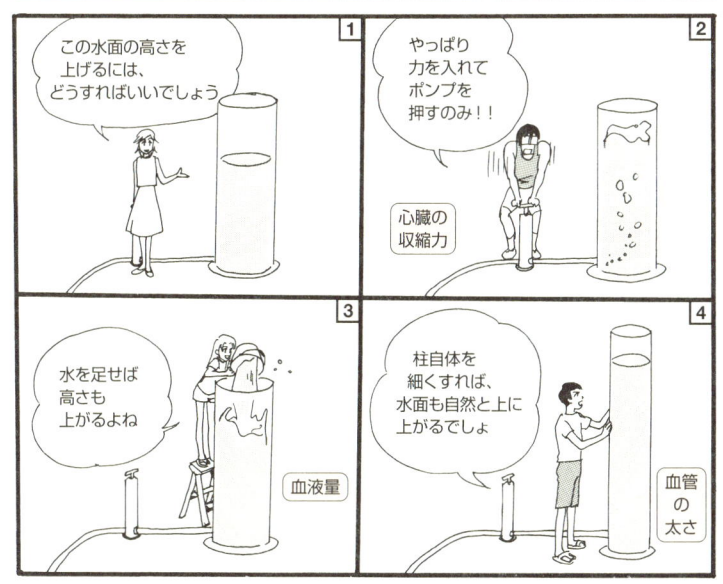

1	2
この水面の高さを上げるには、どうすればいいでしょう	やっぱり力を入れてポンプを押すのみ！！ 心臓の収縮力

3	4
水を足せば高さも上がるよね 血液量	柱自体を細くすれば、水面も自然と上に上がるでしょ 血管の太さ

● このような水圧ポンプで届く水の高さを上げるには、図のような3つの方法がある。

病気の基礎知識　塩分と高血圧

　塩分と血圧との関係は単純ではないが、以下にそのわかりやすいモデルを示す。過剰な塩分を摂取すると、体は浸透圧を一定に保とうとし、体液量が増える。その結果血液量も増える。これは赤血球数が増すのではなく血漿（血液の液体成分）の量が増えるのである。結果的に血液の総量が増し血圧は上がる。ただしこの説も完璧ではない。

❻ 収縮期血圧と拡張期血圧

◆心室の周期には収縮期と拡張期とがある。

収縮期には血液を動脈に押し出しており、拡張期には心房の血液を心室内に吸い込んでいる。

◆血圧には収縮期血圧と拡張期血圧とがある。

心臓は収縮と拡張を繰り返している。左心室が収縮したときに動脈の内圧は最も高くなる。これを収縮期血圧という。

◆左心室の収縮直前が動脈内圧は最も低い。

左心室が拡張しているときは血液を押し出しているわけではないので、次の心室の収縮が開始するまで動脈の内圧は徐々に低下していく。左心室の収縮直前が動脈内圧は最も低くなり、これを拡張期血圧という。

◆血圧は 110/80 mmHg のように 2 つの値を記載する。

110 mmHg が収縮期血圧であり、80 mmHg が拡張期血圧である。

◆動脈を、収縮期血圧と拡張期血圧との間の圧でしめつけると音がする。

動脈内の血液は、流れたり流れなかったりすると乱流が起こり、音が発生する。この音は心室の収縮周期に従って発生し、この音を聴診器で聞くと血圧が測定できる。動脈を収縮期血圧より高い圧でしめつけると血液は全く流れない状態となり、拡張期血圧より低い圧でしめつけると血液は常に流れている状態となる。これらの状態では音は発生しない。

---

column 脈圧と平均血圧

収縮期血圧と拡張期血圧の差を脈圧という。脈圧の 1/3 を拡張期血圧に加えた値が平均血圧と一致する。110/80 mmHg の場合は、脈圧が 30 mmHg、平均血圧は 90 mmHg である。また、収縮期血圧のことを最大血圧や最高血圧、さらに拡張期血圧のことを最小血圧や最低血圧などということもあるが、筆者はこれらの表現はあまり好きではない。

耳をすまして血圧の測定

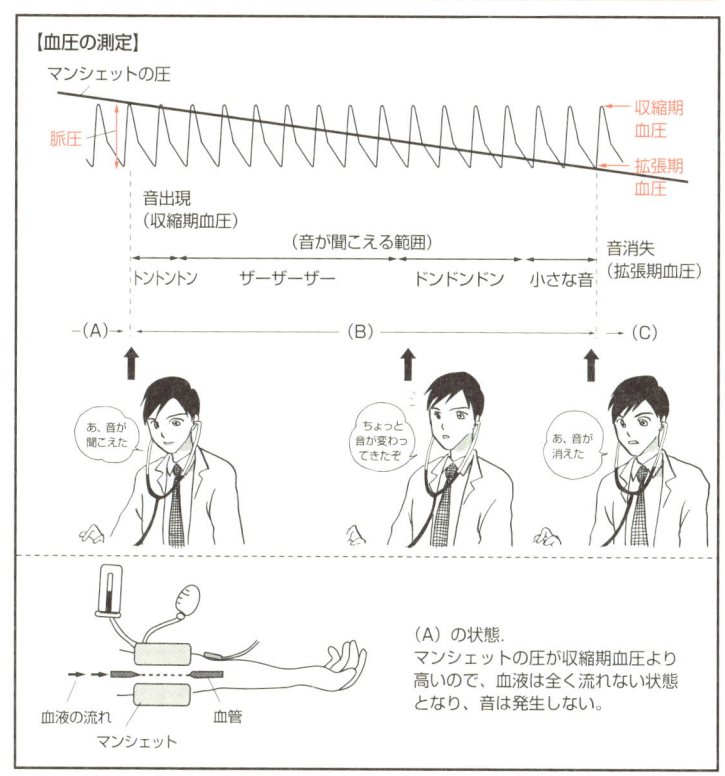

【血圧の測定】

- マンシェットの圧
- 脈圧
- 収縮期血圧
- 拡張期血圧

音出現（収縮期血圧） — （音が聞こえる範囲） — 音消失（拡張期血圧）

トントントン　ザーザーザー　ドンドンドン　小さな音

(A)　　　(B)　　　(C)

- あ、音が聞こえた
- ちょっと音が変わってきたぞ
- あ、音が消えた

血液の流れ　マンシェット　血管

(A)の状態.
マンシェットの圧が収縮期血圧より高いので、血液は全く流れない状態となり、音は発生しない。

◆血圧測定法：上腕を空気の袋（マンシェットという）で強くしめつけて、徐々に空気を抜いていくと、途中で音が聞こえるようになり、さらに途中でその音が消失する。音が聞こえたときの圧が収縮期血圧、音が消失したときの圧が拡張期血圧である。

病気の基礎知識　高血圧と脳卒中・心筋梗塞・腎臓障害

　高血圧が続くと血管が傷み動脈硬化を促進し、脳卒中や心筋梗塞などを起こしやすくなる。また脳や心臓だけでなく腎臓の障害も起こしやすい。高血圧に肥満・糖尿病・脂質異常症・喫煙などがあると、動脈硬化を促進する。

❼ 末梢循環

◆**血管が拡張すると血流が増える。**

血液の流れる量は、

組織血流量＝血圧×組織血管の太さ

という関係がある。血圧が一定ならば、血管が拡張すればその領域の血流は増え、血管が収縮すればそこの血流は低下するわけである。たとえば運動すると骨格筋の血管が開き、筋肉へ血液を流す。食後は消化器の血管が拡張し、消化器への血流が増加する。

◆**脳の血流は常に確保せねばならない。**

脳はいかなる場合でも一定量以上の血流量が必要である。数秒でも血流が途絶えると意識を失ってしまう。脳の次に血液供給が必要な場所は、心臓（冠動脈）と腎臓である。

◆**下半身のリンパは胸管を通って静脈に入る。**

リンパの流れはゆっくりであり、リンパ管は多数の弁を持っている。下半身のリンパの流れは胸管に統合され、左上半身のリンパも集めて最終的には静脈内に合流する。

---

column 静脈圧

静脈内圧は非常に低く 10 cmH$_2$O 以下である。この圧では足先の血液は重力に逆らって心臓まで戻れない。しかし静脈には弁がある。さらに骨格筋が収縮すると静脈を圧迫するので、静脈内の血液は心臓まで戻ることができる。これを筋肉ポンプという。

血液の分配

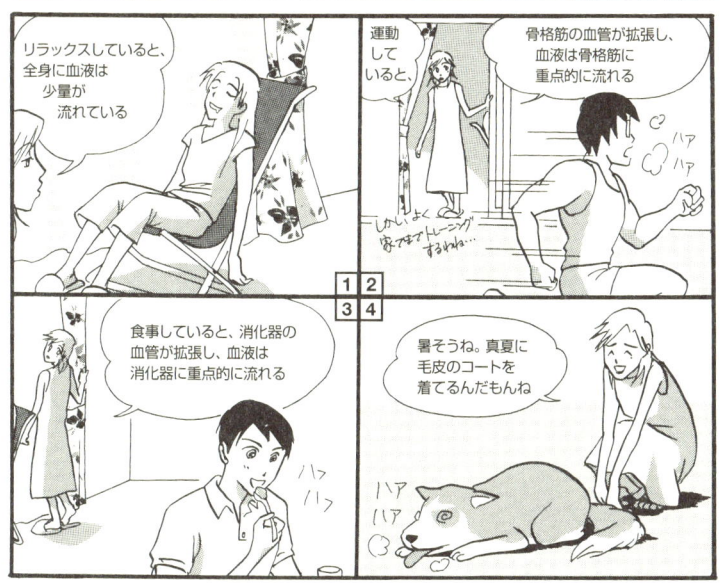

[コマ1] リラックスしていると、全身に血液は少量が流れている

[コマ2] 運動していると、骨格筋の血管が拡張し、血液は骨格筋に重点的に流れる / しかいよく家までトレーニングするんね… / ハァハァ

[コマ3] 食事していると、消化器の血管が拡張し、血液は消化器に重点的に流れる / ハァハァ

[コマ4] 暑そうね。真夏に毛皮のコートを着てるんだもんね / ハァハァ

◆体のどこかが血液を要求すると、そこの血管だけが拡張して血流量を増やす。同時に心臓の拍出量も増やす。暑いとヒトは皮膚、犬は舌の血管が拡張して血流が増え、熱を体外に放散する。

病気の基礎知識 　血栓症と塞栓症

血管内で血液が凝固してできた塊を**血栓**といい、血栓ができる病気を**血栓症**という。そして血栓などが血管を塞いで血液が流れなくなった病気を、**塞栓症**という。足の静脈に血栓ができると、その血栓が流れていく先は肺であり、肺の血管を塞いで肺塞栓（肺動脈塞栓症）を起こす。左心房でできた血栓は、全身のどこにでも流れて行く可能性がある。たとえば脳に流れて行くと脳梗塞を起こす。

7．末梢循環

CHAPTER 8 腎臓

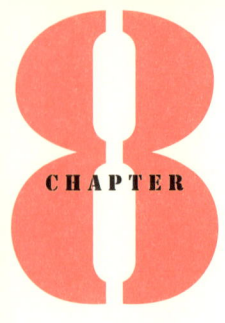

尿を作るには尿量の約1000倍量の血液が必要であり、腎臓には多量の血液が流れている。腎臓内は血管が非常に豊富であり、血管の病気では腎臓に症状が出やすい。

① 腎臓とネフロン

◆老廃物の代表は尿素・尿酸・クレアチニン。

腎臓は代表的な排泄器官であり、尿という形で老廃物を体外に捨てている。老廃物の代表に尿素・尿酸・クレアチニンがある。尿素はアミノ酸の、尿酸は核酸の、クレアチニンはクレアチン（p.120参照）の代謝産物である。

◆尿素・尿酸・クレアチニンは窒素を含む。

これらはいずれも窒素化合物である。体内で利用できなくなった窒素は、尿中に捨てられる。

◆髄質は尿の濃縮を行う。

腎臓は皮質と髄質とに分けられる。髄質では尿の濃縮を行っている。腎臓の機能単位をネフロンという。ネフロンは糸球体と尿細管からなる。腎臓にはネフロンが約100万個ある。

> **column　排泄物**
>
> 体内で行われた代謝により生じた不要物質を排泄物という。三大栄養素を燃して発生したCO_2も排泄物であり、これは肺から捨てている。水溶性のものは尿や胆汁などを利用して体外に捨てている。なお大便は食物残渣なので生理学的には排泄物ではない。

腎臓は外分泌腺

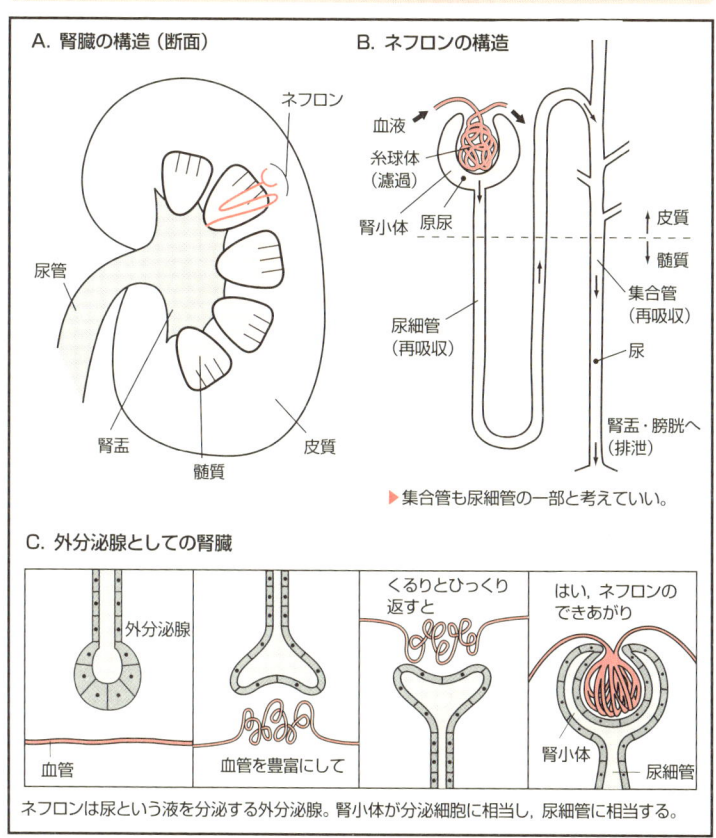

A. 腎臓の構造（断面）

B. ネフロンの構造

▶集合管も尿細管の一部と考えていい。

C. 外分泌腺としての腎臓

ネフロンは尿という液を分泌する外分泌腺。腎小体が分泌細胞に相当し、尿細管に相当する。

- A. 腎臓の構造：腎臓は皮質と髄質からなる。
- B. ネフロンの構造：腎臓を巨大な1個のネフロンだと考えると、腎機能を理解しやすい。
- C. 腎臓は外分泌腺。尿は外分泌腺から分泌される分泌液。

❷ 糸球体

◆**血圧の力で糸球体の血液が濾過される。**

　糸球体は小さな孔のあいた血管である。この孔よりも小さな粒子だけが、血管内から血管外へ濾し出される。血圧の力による濾過である。小さな粒子の例には水、Na^+、ブドウ糖などがある。

◆**蛋白質は濾過されない。**

　濾過されるかされないかは、粒子の大きさで決まる。血清アルブミンより小さな粒子だけが濾過される。血清アルブミンおよびそれより大きな粒子は濾過されない。一般に蛋白質は粒子が大きく濾過されない。

◆**濾過された液体が原尿。**

　糸球体から濾過された液体を原尿もしくは濾液という。原尿の成分は血漿から蛋白質を除いたものに等しい。

◆**原尿の産生量が腎機能をあらわす。**

　腎臓は、原尿を材料にして尿を作っている。よって原尿の産生量が最も的確な腎機能の指標である。原尿の産生量のことを糸球体濾過量（glomerular filtration rate、糸球体濾過率ともいう）、略してGFRという。健常者では約 100 mL/分である。

---

column　蛋白尿

　健常者では蛋白質は糸球体で濾過されず、原尿中に蛋白質は存在しない。しかし糸球体に病気があると孔の大きさが大きくなり、普段は通り抜けられない蛋白粒子まで通り抜けられるようになる。つまり糸球体に病気があると原尿中に蛋白質が通り抜け、ひいては尿中に蛋白が混じってくる。これが蛋白尿である。尿検査で蛋白陽性のときは、糸球体に病変があることが多い。

通り抜けられる人、抜けられない人

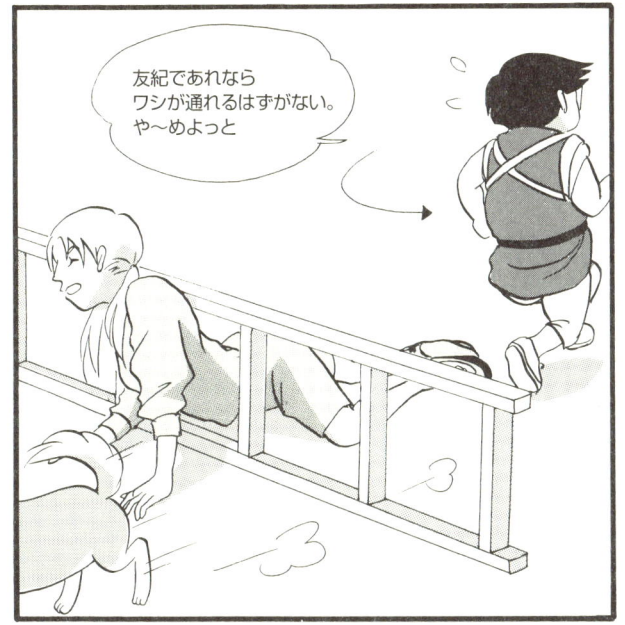

> 友紀であれなら
> ワシが通れるはずがない。
> や〜めよっと

● 糸球体の濾過は粒子の大きさで分けられている。水、Na^+、ブドウ糖粒子は小さいので通り抜けられる。蛋白質粒子は大きいので通り抜けられない。田中家が参加した運動会の障害物競走では、ハシゴの隙間が糸球体の孔にあたり、パブロフや友紀は水やNa^+、お父さんは蛋白質ということになる。

病気の基礎知識　ネフローゼ症候群

　蛋白尿が出た場合、尿中蛋白質の主成分は血清アルブミンである。この蛋白尿が非常に高度であり、さらに蛋白尿による低蛋白血症・浮腫などを起こしている病態を、ネフローゼ症候群と呼んでいる。原疾患としては糸球体腎炎や糖尿病などがある。ネフローゼ症候群とは、症状からつけられた病名であり、糸球体腎炎とは病因によりつけられた病名である。つまり糸球体腎炎の中にネフローゼ症候群のものと、ネフローゼ症候群ではないものとがある。病名のつけかたにはいろいろな方式がある、ということを理解してほしい。

③ 尿細管

◆**尿は糸球体での濾過と尿細管での再吸収により作られる。**

　糸球体では、いったん血漿中から蛋白質を除くすべての物質を一律に原尿中に移す。原尿には老廃物も大切な物質も同等に含まれている。原尿中から大切な物質を回収すれば残りは老廃物だけとなる。この回収作業を担当しているのが尿細管であり、この作業を再吸収という。

◆**尿細管での再吸収にはえり好みがある。**

　糸球体では小粒子ならばえり好みなくすべて濾過していた。しかし尿細管においては再吸収されやすい物質とされにくい物質とがあり、大切な物質を重点的に再吸収している。

◆**水と Na^+ は 99%が、ブドウ糖は 100%が再吸収される。**

　原尿の量すなわち GFR は 100 mL/分であり、これを 1 日量に換算すると 144 L になる。これに対し 1 日の尿量は 1 〜 1.5 L である。このことは原尿中の水はその約 99%が再吸収されていることを示している。Na^+ も同様にその約 99%が再吸収されている。さらにブドウ糖は 100%が再吸収されている。

◆**老廃物はあまり再吸収されない。**

　老廃物の種類によるが、たとえばクレアチニンはほとんど再吸収されない。ものによっては尿細管から分泌されるものもある。

---

column　能動輸送

　液体中の物質は自然な状態では濃度の高いほうから低いほうへ移動する。これを受動輸送という。尿細管では濾液中の物質濃度の高低にはあまり関係なく、管内の濾液中から目的の物質を選択的に再吸収している。この場合は細胞がエネルギーを使って濃度差に逆らって逆方向に物質を移動させている。これを能動輸送という。

それは捨てられない

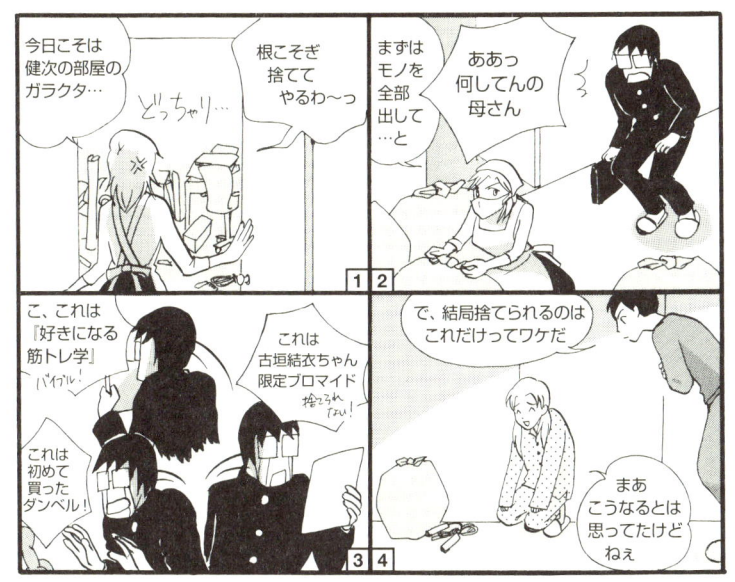

◆健次の部屋のゴミ捨て方法も、尿生成のしくみとよく似ている。まずはいったん小物をすべて部屋から出す（机やベッドなどの大物は除く）。その中から大切なものを選んで部屋に戻す。その結果、残りのものが捨てるゴミ。

◆実際の尿生成のしくみは、糸球体で小粒子をすべて濾過し、尿細管では大切な物質だけを再吸収する。この過程を経て残ったものが不要な物質つまり尿である。

病気の基礎知識　糖尿病と尿糖

　健常者の尿にはブドウ糖は含まれていない。これはブドウ糖は通常は尿細管で100％再吸収されるからである。しかしこの再吸収能力には限度があり、原尿中のブドウ糖濃度があまりに高いと全量を再吸収することができず、その再吸収されそこなった分が尿中に混じってくる。これが尿糖である。糖尿病の尿糖は腎臓が悪いのではなく、血液中のブドウ糖濃度が高すぎるのが原因である。糖尿病患者でも血糖値があまり高くなければ尿糖は陰性であり、糖尿病以外でも血糖値が上昇したら尿糖は陽性になる。

④ 尿

◆尿量は尿細管での水の再吸収量により決まる。

原尿からの水の再吸収が増えると尿量は減り、水の再吸収が減ると尿量は増える。水の出入りだけなので、尿量変動は老廃物の排泄総量には直接影響しない。

◆ 1 日に最低 400 mL の尿量は必要。

水の再吸収量には限度があり、どんなにがんばっても尿量は 400 mL/日以下にはならない。尿量が 400 mL/日以下の人は老廃物を全量は排泄できず、老廃物の体内蓄積が起こる。尿量が 400 mL/日以下を乏尿（ぼうにょう）といい、100 mL/日以下を無尿（むにょう）という。

◆尿量に影響するホルモンに、ADH とアルドステロンとがある。

まずはこの 2 つを覚えること。ADH は下垂体後葉から分泌されるホルモンで、抗利尿ホルモンやバゾプレッシンともいう。水の再吸収を促進させ、尿量を減らす。アルドステロンは副腎皮質から分泌されるホルモンで、Na^+と水の再吸収を促進させ、尿量を減らす。

◆尿は K^+ や酸も含んでいる。

尿の最も多い成分は水である。尿は窒素化合物以外にも K^+ や酸も含んでいるので、尿が出なくなると体内に水・K^+・酸が蓄積する。

---

column　クレアチニンクリアランス

腎機能イコール GFR（糸球体濾過量）である。クレアチニンは尿細管で再吸収されないので、クレアチニンクリアランスという数値は GFR に一致する。この細かい理屈やクリアランスの意味はまだ理解しないでよい。とにかく今は

腎機能＝ GFR ＝クレアチニンクリアランス、正常値は 100 mL/分

ということだけ覚えておこう。

1日の尿量

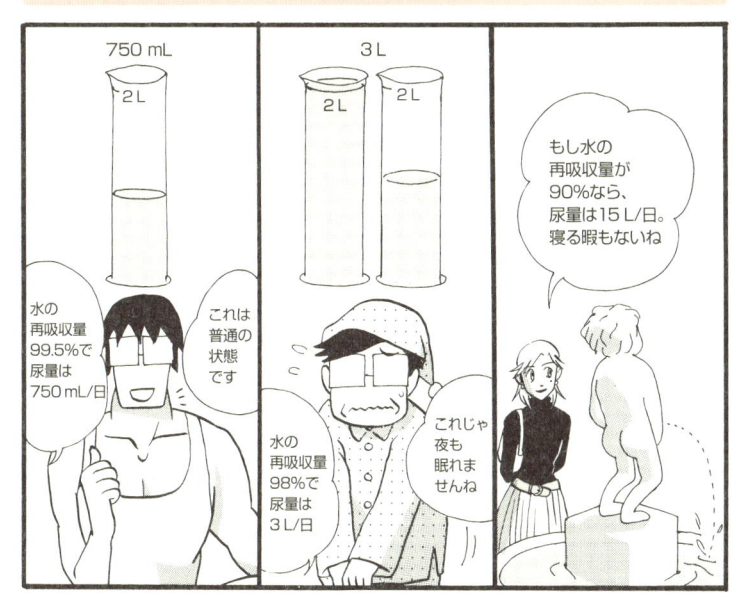

> 水の再吸収量99.5%で尿量は750 mL/日

> これは普通の状態です

> 水の再吸収量98%で尿量は3 L/日

> これじゃ夜も眠れませんね

> もし水の再吸収量が90%なら、尿量は15 L/日。寝る暇もないね

◆尿細管での水の再吸収率は、健次が99.5%で、お父さんが98%である。この再吸収率の数値だけを見ると、99.5と98とはたいして違わないように見えるかもしれないが、両者の尿量は大きく違ってくる。一見似ている99.5と98という数値は、実は非常に違ったことを意味しており、人間の体はこの微妙な違いのうえに成り立っている。

病気の基礎知識　尿崩症（にょうほうしょう）

　ADH不足で尿量が増える病気を尿崩症という。尿は薄くその量は10 L/日以上になることもある。患者は口渇感が強く、多量の水を飲む。脳腫瘍が原因のことも多い。

❺ 腎の内分泌機能、腎不全

◆腎臓はレニンを分泌し、血圧を上げている。

　腎臓は、尿を作るだけが仕事ではない。たとえば、レニンというホルモンを分泌する内分泌器官でもある。レニンはアンギオテンシンという物質を介して血圧を上げる。

◆腎臓はエリスロポエチンを分泌し、赤血球を作らせている。

　エリスロポエチンというホルモンは、骨髄に作用して赤血球産生を促進する。その結果ヘマトクリット（Ht）が上昇する。

◆腎臓はビタミンDを活性化し、カルシウム代謝を調節している。

　食品中や皮膚で作られたビタミンDはそのままではまだ活性がなく、腎臓で代謝されて初めて活性型に変化する。

◆腎不全では排泄すべき物質が体内に溜まる。

　腎臓の働きが十分ではなくなった病態を腎不全という。尿が作れなくなるので、排泄すべき物質が体内に溜まる。たとえば、水分・尿素・クレアチニン・K^+・リン・酸などである。その他さまざまな老廃物が体内に溜まる。その結果、疲れや吐き気などの症状に加え、むくみ、さらには血液中の尿素・クレアチニン・K^+・リンなどの濃度の上昇が起こりアシドーシスになる。さらにエリスロポエチン分泌低下により貧血が起こり、ビタミンDが活性化できず、骨ももろくなる。ただし、レニン分泌機能はなかなか障害されず、高血圧は持続する。

> **column　腎移植**
>
> 　腎不全の究極の治療法は腎移植である。提供者（ドナーという）の腎臓を腹部の右下に移植する。

ゴミはあっちに流れる

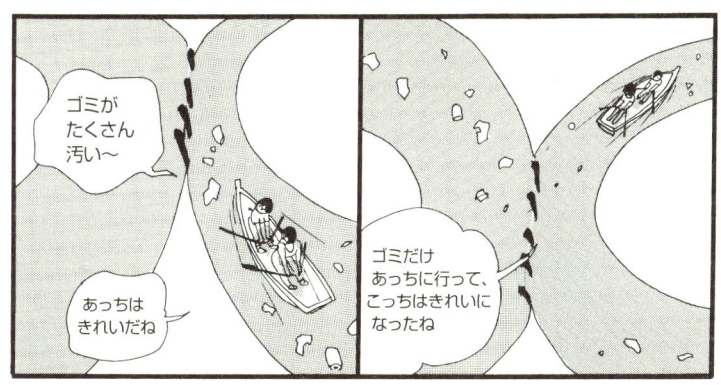

（マンガ）
- ゴミがたくさん汚い～
- あっちはきれいだね
- ゴミだけあっちに行って、こっちはきれいになったね

◆非常に小さな孔のあいた人工膜（透析膜という）を介して、血液ときれいな水を接触させると、血液中から老廃物だけを抜き取ることができる。これを血液透析といい、腎不全に対する治療法の1つ。

◆健次たちの乗ったボートは、ゴミの多い小川（血管）を流れて来たが、本流（きれいな水）と交わったところで、ゴミ（老廃物）が本流に流れ、小川はきれいになった。本流との境のくいが、透析膜と考えられる。

【血液透析の装置】

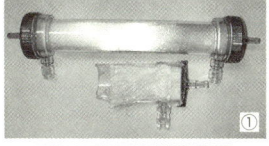

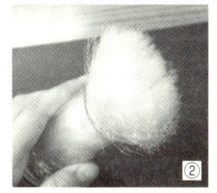

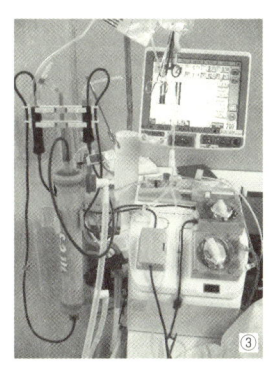

①：血液透析膜の外観とその中身。透析膜は細いストロー状になっており、これを約1万本束ねてある。
②：中身の断面。
③：血液透析装置全体の外観。

5．腎の内分泌機能、腎不全

❻ 尿路

◆**尿は腎盂→尿管→膀胱→尿道と流れる。**

腎臓で生成された尿は、腎盂から尿管→膀胱→尿道と体外に排出される。これを尿路という。尿路は単なる通路であり、尿路では尿の成分は変化しない。

◆**尿路での尿の流れは一方通行。**

腎臓は尿路を介して物理的に外界と通じている。尿は腎臓から外界に向かって常に一方向に流れており、逆流はしない。そのため外界の病原菌が尿路や腎臓に到達しにくい。これは腎臓を感染から守る極めて重要なシステムである。

◆**膀胱は平滑筋の袋。出口は骨格筋で閉じている。**

通常は膀胱壁（平滑筋でできている）は弛緩し、膀胱の出口は輪状の括約筋（骨格筋でできている）が収縮して閉じている。この状態で尿を溜めている。排尿時は膀胱壁が収縮し、出口の括約筋が弛緩する。このように排尿動作は、高度な平滑筋と骨格筋の共同作業である。

◆**排尿後は膀胱に残尿はない。**

いったん排尿動作が始まると、すべての尿を出し終わるまで排尿動作は続く。前立腺は男性の尿道周囲にあり、加齢により前立腺が肥大し排尿作業を妨げる。排尿時間は長くなり、排尿自体ができなくなることもある。

> **column クラミジア**
>
> 一般細菌より一回り小さい病原体。尿路・性器感染症などを起こす。性行為感染症（STD）の一種であり、最近急増している。男性では尿道炎を起こすと排尿時の痛みなどが出現するが、自覚症状がない場合も多い。女性では症状が軽く、放置すると不妊などの原因になる。ペニシリンは無効。

トイレに行きたい

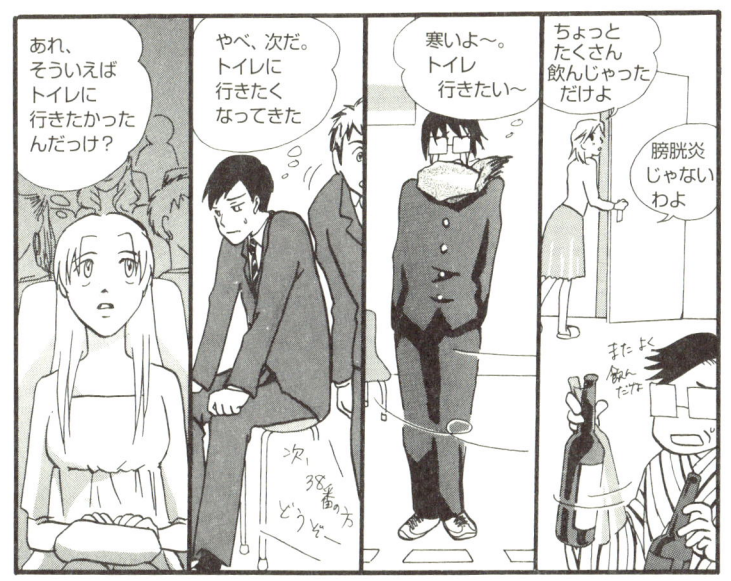

◀ 尿意は膀胱内の尿量ではなく、膀胱壁の緊張度によって決まる。たくさん尿量が溜まっても膀胱壁が弛緩していれば尿意はそれほどでもない。逆に尿が少量しかなくても、精神的なものや寒さや膀胱炎などで膀胱壁が緊張すると尿意が高まる。もちろん尿がたくさん溜まると尿意をもよおす。

病気の基礎知識　尿路感染症

　尿路は外界と通じているため病原菌が侵入しやすい。尿の流れに逆行して病原菌が侵入する。尿道が短い分だけ女性に多い。病原菌が尿道に侵入して炎症を起こしたものが尿道炎である。膀胱で炎症を起こすと膀胱炎となり、尿意の増強などが起こる。さらに腎盂まで達すると、腎盂腎炎となり高熱が出る。慢性疾患の患者が突然発熱したときは、尿路感染症か呼吸器感染症のことが多い。

確認問題 3（国家試験問題より）

55歳の男性。営業職、10年前に定期健康診断で高血圧症と高脂血症とを指摘され、薬物治療を続けていた。2年前から階段昇降時に胸部圧迫感を感じていた。

今朝、駅の階段を登ったところ、胸痛と息苦しさとが出現し、労作性狭心症の疑いで入院した。身長170 cm、体重84 kg、脈拍数84/分、整、血圧162/80 mmHg。入院後の12誘導心電図は正常である。血清クレアチンキナーゼ（CK）、AST（GOT）の上昇はみられない。

（入院翌日の午前中に冠状動脈造影検査が行われた。
その後容態は安定し退院が決まった。）

問題　退院後の生活指導で適切なのはどれか。
(1)「胸痛が出現したら救急車を呼んでください」
(2)「階段の昇降はしないでください」
(3)「塩分は1日7 g以内を目指してください」
(4)「蛋白質は1日30 g以内にしてください」

（出典：第95回看護師国家試験問題（2006年）、午後 問45）

解説　この症例は心筋梗塞ではなく狭心症である。
1. 胸痛発作時はまず薬を服用する。薬が無効なら救急車。
2. 適度な運動負荷は必要。階段も一律禁止ではない。
3. 血圧は高めなので塩分制限は必要。
4. 成人男性の標準の蛋白質摂取量は70g。蛋白質は制限しない。

答：(3)

確認問題 4 （国家試験問題より）

43歳の女性。最近、仕事が多忙になったため疲労が蓄積していた。1か月で体重が8 kg増加し、頭痛、息切れ、嘔気および浮腫が現れ、腎機能低下によって緊急入院した。入院時、体温36.8℃、呼吸数28/分、脈拍数82/分、血圧184/102 mmHg。血清生化学所見は、尿素窒素89 mg/dL、クレアチニン9.2 mg/dL、K^+ 6.9 mEq/L、血糖110 mg/dLであった。胸部エックス線撮影では肺うっ血が認められた。入院後、うとうと眠っていることが多く、手足のしびれや脱力感を訴えている。25歳の妊娠中から蛋白尿が出現し、その後も続いていたが放置していた。

問題 入院時のアセスメント（注：患者状態の考え方のこと）で正しいのはどれか。
(1) 慢性腎不全のⅡ期である。
(2) 心停止の危険性が高い。
(3) 低血糖症状が疑われる。
(4) 直ちに血圧を下げる必要がある。

（出典：第94回看護師国家試験問題（2005年）、午後 問46）

解説 腎不全の症例である。Ⅱ期とはまだ強い症状はない時期。この症例は強い症状があり、Ⅱ期よりも病状はもっと進行している。血液中のK^+濃度は高く、心室細動すなわち心停止をおこす可能性が高い。血糖は低くはない。血圧は確かに高いが、直ちに下げないといけないほどではなく、治療の順番としては心停止の危険性回避をまず優先すべきである。

答：(2)

第3部

恒常性維持システム

ヒトは多細胞生物です。多細胞生物が生きていくためには、体内の複数の細胞がお互いに連絡を取り合い、協調し合い、そして常に同じ状況を保つことが必須条件です。そのために内分泌と神経という2大システムで恒常性を維持しています。恒常性維持の究極の目的は次の世代を作ること、すなわち生殖です。

CHAPTER 9 内分泌

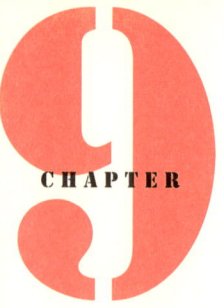

ホルモンは体内の全細胞へのメッセージとなる。微量で有効な化学物質で、血液の流れに乗って届けられる。恒常性（ホメオスターシス）の維持が目的。

❶ ホルモン

◆**ホルモンは他の細胞へ命令を伝える手段である。**

他の細胞への命令伝達方法には、神経とホルモンの２つがある。神経は直接目的地まで線をひっぱっている。ホルモンは血液の流れを利用する。

◆**ホルモンは内分泌腺の細胞が血管内に分泌する。**

外分泌腺は、分泌液を流出させる管を持っている。内分泌腺では出生前にこの管が消滅してしまい、代わりに分泌液を血中に向かって出すようになった。このシステムを内分泌、内分泌物質のことをホルモンという。

◆**ホルモンは全身に拡がり、ホルモン濃度は全身同じ。**

ホルモンは血液中に分泌されるので、全身の細胞が同じ条件で命令を受け取れる。

> **column　内分泌腺細胞、外分泌腺細胞、神経細胞**
>
> この３者はどれも同じ「分泌」という作業を行っている。したがって細胞の構造はすべてよく似ている。異なっているのは分泌物の分泌方向である。分泌物とその方向は、外分泌腺細胞は分泌液を管を通して外界に分泌、内分泌腺細胞はホルモンを血管の中に向かって分泌、神経細胞は神経伝達物質を目的の細胞に向かって直接分泌している。

わかる人だけが反応する

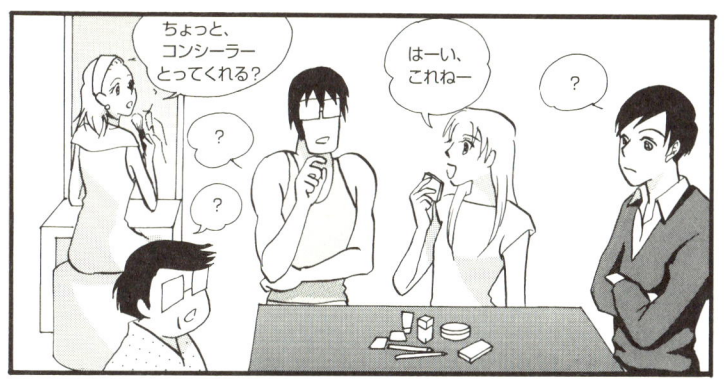

ホルモンによる情報伝達：母親の命令を理解できたのは、友紀だけでした。このようにホルモンは、情報伝達物質を血流に乗せて全身に送るが、その命令は理解可能な細胞のみに効果が現れる。

分泌を行う細胞

[内分泌腺]　　　[外分泌腺]　　　[神経細胞]

外界　　　　　　外界

血管／ホルモン　　　　　　　　ニューロン　→　特定細胞

内分泌腺、外分泌腺、神経細胞はいずれも「分泌」を行っている。

1．ホルモン

❷ ホルモンの種類

◆**ホルモンは、ホルモンの命令を理解できる細胞にのみ効果を示す。**

全身の細胞が同じ条件でホルモンを受け取っているが、ホルモンはホルモンの意味を理解できる細胞にだけ作用する。ホルモンは化学物質であり、蛋白質や脂質が変化したものが多い。

◆**ホルモンは、細胞のホルモン受容体と結合する。**

ホルモンの意味は受容体がどう解釈するかにより決まる。したがって同じホルモンでも、受け手の細胞によって反応が全く逆のこともある。

◆**ホルモン分泌はその上位ホルモンにより調節されている。**

たとえばコルチゾールは ACTH により分泌が増え、ACTH は CRH により分泌が増える。逆にコルチゾールは CRH の分泌を低下させる。こうして恒常性は維持される。

◆**血流に乗らないホルモンもある。**

細胞がホルモンを自分の回りにだけ分泌して、自分の回りの細胞だけがその命令を受け取るというシステムである。この分泌物質をサイトカインという。サイトカインは広義のホルモンの一種である。

◆**内分泌疾患の症状は、ホルモン量が多いか少ないかだけである。**

内分泌疾患は初学者にも理解しやすい。分泌細胞が腫瘍化すると分泌量の制御が効かず、ホルモン量が増えたり減ったりすることがある。

> **column　恒常性の維持**
>
> あるホルモンはその上位ホルモンにより分泌量が増える。しかしそのホルモンは、上位ホルモンの分泌を低下させる作用も持っている。これを負のフィードバック（ネガティブフィードバック）という。結局、あるホルモンの分泌量が変化しても、いずれはまた元の分泌量に落ち着く。これを恒常性（ホメオスターシス）の維持という。

主なホルモン

分泌部位	ホルモン名（別名、略号）	主な作用
脳の視床下部	・甲状腺刺激ホルモン放出ホルモン（TRH） ・副腎皮質刺激ホルモン放出ホルモン（CRH） ・ゴナドトロピン放出ホルモン（GnRH）	TSHの分泌 ACTHの分泌 FSH、LHの分泌
脳下垂体後葉	・抗利尿ホルモン（バゾプレッシン、ADH） ・オキシトシン	腎臓での水の再吸収 子宮収縮
脳下垂体前葉	・成長ホルモン（GH） ・甲状腺刺激ホルモン（TSH） ・副腎皮質刺激ホルモン（ACTH） ・卵胞刺激ホルモン（FSH） ・黄体形成ホルモン（黄体化ホルモン、LH） ・プロラクチン	骨の成長 甲状腺ホルモン分泌 副腎皮質ホルモン分泌 卵胞発育 黄体形成 乳汁分泌
甲状腺	・甲状腺ホルモン（T_3、T_4）	代謝亢進
副甲状腺*	・副甲状腺ホルモン（パラトルモン、PTH）	血中カルシウム濃度上昇
副腎髄質	・アドレナリン	血圧上昇、心臓刺激、血糖値上昇
副腎皮質	・糖質コルチコイド ・電解質コルチコイド	炎症抑制、血糖値上昇 腎臓でのナトリウム再吸収
膵臓	・インスリン ・グルカゴン	血糖値を下げる 血糖値上昇
卵巣	・エストロゲン（卵胞ホルモン） ・プロゲステロン（黄体ホルモン）	妊娠成立 妊娠維持
精巣	・アンドロゲン	男性化

＊副甲状腺は上皮小体ともいう。

❸ 視床下部、下垂体、甲状腺、副甲状腺

◆**視床下部**は、**下垂体**機能を調節するホルモンを分泌している。

内分泌系で誰が一番偉いかというと、視床下部、その次が下垂体。

◆**下垂体には前葉と後葉**とがある。

両者はお互いに全く関連性はない。偶然2つのものが同じところに隣り合わせているだけ。

◆**下垂体後葉**は、脳で作ったホルモンの分泌口。

脳の一部が飛び出したもの。脳（視床下部）に細胞体があるニューロンの軸索が後葉まで延びてきている。2種のホルモンを分泌する。

◆**下垂体前葉**は、上位ホルモンを分泌する内分泌システムの中心的存在。

成長ホルモンだけは、例外的に上位ホルモンではない。

◆**甲状腺ホルモンは、すべての細胞の代謝を活発化**する。

新生児期に甲状腺ホルモンが不足すると、知能発育障害を来す。日本では新生児全員を検査している。甲状腺ホルモンはヨウ素（I、ヨードともいう）を含む。食べても有効なホルモンである。

◆**副甲状腺ホルモンは、血中カルシウム濃度**を上げる。

血中カルシウム濃度を上げるための手段は問わない。骨からも無理やりカルシウムを動員するので、副甲状腺ホルモンが過剰になると骨がもろくなる。副甲状腺と甲状腺とはお互いに全く関連性はない。

> **column　下垂体の位置**
>
> 下垂体は頭蓋のほぼ中心、副鼻腔（蝶形骨洞）のすぐ奥にある。下垂体がおさまっている場所は古代トルコの馬の鞍に似ているのでトルコ鞍という。下垂体の手術のときは、鼻孔から鼻腔→副鼻腔（蝶形骨洞）と経由して下垂体へ到達する。

甲状腺の機能異常

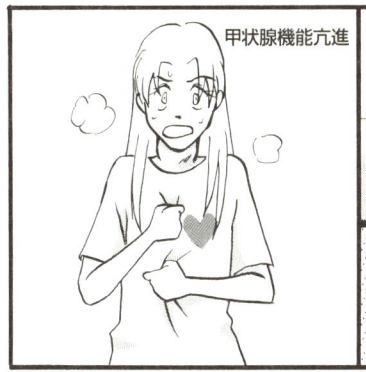

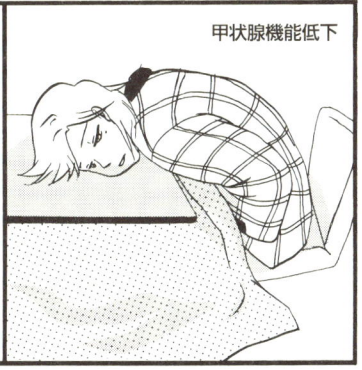

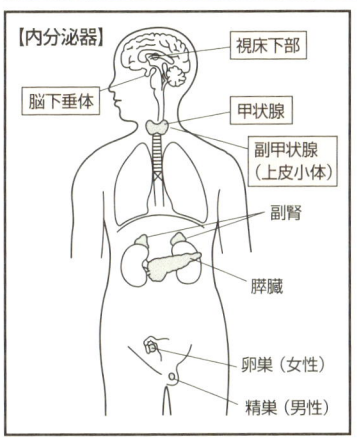

甲状腺機能亢進

甲状腺機能低下

【内分泌器】
- 視床下部
- 脳下垂体
- 甲状腺
- 副甲状腺（上皮小体）
- 副腎
- 膵臓
- 卵巣（女性）
- 精巣（男性）

★甲状腺機能亢進症であるバセドウ病では甲状腺が腫れ、代謝がさかんになりすぎて心臓はドキドキ、そしてなぜか眼がギョロっとなる。甲状腺機能低下症では代謝がゆっくりになるので、冬眠状態をイメージすればよい。

病気の基礎知識　甲状腺機能亢進症と甲状腺機能低下症

　甲状腺ホルモンの分泌過剰では甲状腺機能亢進症となり、分泌不足では甲状腺機能低下症になる。甲状腺機能亢進症を起こす疾患にはいろいろあるが、バセドウ病が最も多い。甲状腺機能低下症を起こす疾患にもいろいろあるが、橋本病が最も多い。まずは甲状腺機能亢進症＝バセドウ病、甲状腺機能低下症＝橋本病と覚えておこう（例外は多いが）。

❹ 副腎

◆**副腎には髄質と皮質とがある。**
　両者は関連性は全くない。偶然2つのものが同じところにあるだけ。

◆**副腎髄質は交感神経と同じもの。**
　交感神経興奮時にアドレナリンが分泌される。アドレナリンは、交感神経から分泌されるノルアドレナリンと、ほぼ同じ作用を持つ。

◆**副腎皮質からのホルモンは生命維持に必須。**
　副腎皮質からは糖質コルチコイド、電解質コルチコイド、性ホルモンの3種が分泌される。この3種は構造がよく似ている。いずれもコレステロールから合成される脂質の一種である。

◆**糖質コルチコイドは命の泉。コルチゾールが代表。**
　すべての細胞が生きていくのに必須のホルモン。血糖値上昇のような糖代謝にも影響を持っているので、糖質コルチコイドと呼ばれている。

◆**電解質コルチコイドの代表はアルドステロン。**
　腎臓の尿細管に作用して、Na^+の再吸収を促進する。このように電解質代謝に影響を持っている。ミネラルコルチコイドとか鉱質コルチコイドとも呼ばれている。

◆**副腎皮質では性ホルモンも産生している。**
　性腺だけでなく、副腎も性ホルモンの産生拠点。

> **column　糖質コルチコイドとステロイド**
>
> 　コレステロールによく似た構造を持つものを、ステロイドという。糖質コルチコイドには炎症などを抑制する作用があり、その目的のために薬剤としてよく使われている。臨床でステロイドというと糖質コルチコイドのことをさす。糖質コルチコイドの代表はコルチゾールだが、薬剤としては人工合成した糖質コルチコイドが主に使われている。

副腎のホルモン

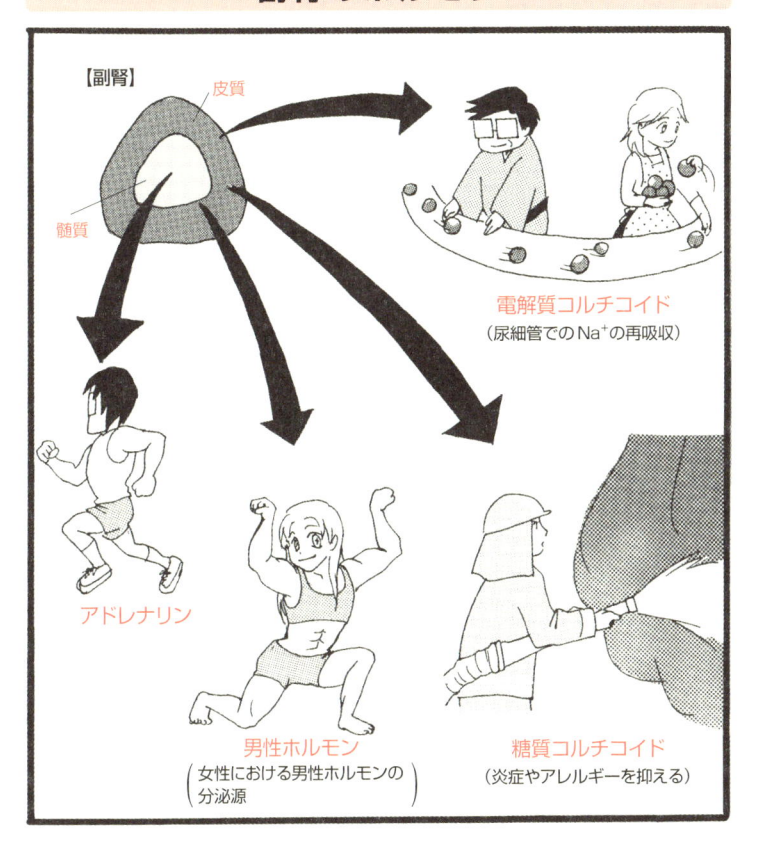

【副腎】
皮質
髄質

電解質コルチコイド
（尿細管でのNa$^+$の再吸収）

アドレナリン

男性ホルモン
（女性における男性ホルモンの分泌源）

糖質コルチコイド
（炎症やアレルギーを抑える）

病気の基礎知識　クッシング症候群

　糖質コルチコイドが過剰になった病気。糖質、脂質、蛋白質の代謝が異常になり、高血糖や顔が満月様になったりする。原因は副腎自体のこともあれば下垂体のこともある。また全く別な場所にできた腫瘍が、糖質コルチコイドを分泌することもある。ステロイド薬の投与でも同様な症状が出る。

⑤ 膵臓

◆インスリンは、膵臓ランゲルハンス島のB細胞から分泌される。

B細胞は自分で血糖値の上昇を感知し、インスリンを分泌する。分泌量は食後に増加する。

◆インスリンは血糖値を下げる。

血糖値を下げるホルモンはインスリンだけである。細胞にブドウ糖を消費させるので、結果的に血糖値が下がる。インスリンには脂肪蓄積作用などもある。

◆血糖値の標準値は 100 mg/dL。

食後にやや上昇するが、それでも常に 100 mg/dL 前後に調節されている。

◆低血糖は危険。

脳はエネルギー源としてブドウ糖しか利用しないため、低血糖だと脳のニューロンがエネルギー不足に陥る。高血糖も害がある。

◆グルカゴンは血糖を上げる。

グルカゴンは、膵臓ランゲルハンス島のA細胞から分泌される。血糖値を上げるホルモンには、グルカゴン、甲状腺ホルモン、アドレナリン、糖質コルチコイド、成長ホルモンなどがある。これらのホルモンが分泌過剰になると、あたかも糖尿病のような症状を示す。

---

column 糖尿病

インスリンが、絶対的もしくは相対的に不足した病気が糖尿病である。糖尿病では食事療法と運動療法が必須、それで不十分なら薬を使う。糖尿病には1型と2型とがあり、1型は若年者に多くインスリン注射が必須である。2型は中年以降の肥満者に多く、インスリン注射は必ずしも必須ではない。運動不足では、インスリンの効力が低下する。

ゆっくり食べよう

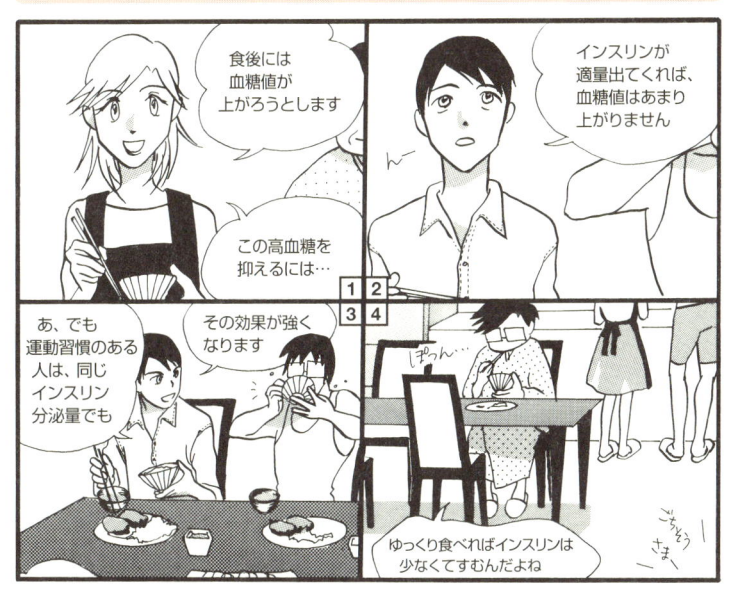

※インスリンと血糖値：血糖値が上昇しようとすると、インスリンが分泌されて血糖値をほぼ一定に保つ。食事は大量かつ早く食べるほうがインスリン分泌は多くなる。逆にゆっくり食べると血糖値の上昇度もゆるやかなので、インスリン分泌も少なくなる。

病気の基礎知識　糖尿病の主な合併症は循環障害

　ブドウ糖は化学反応性に富んでおり、蛋白質などに結合しやすい。大量のブドウ糖は、体内で重要な蛋白質にくっついてその働きを阻害してしまう。その結果、細胞が障害を受ける。特に血管の細胞が障害を受けやすく、循環障害を引き起こす。この循環障害が糖尿病の主な合併症である。

CHAPTER 10 生殖

生物がこの世に生まれてきた目的は、次の子孫を作るため。
生殖行為は生物にとって究極の目的である。

① 性ホルモン

◆**生物がこの世に生を受けた理由は次の子孫を作るため。**
　生殖は、すべての生物にとって最大の目的であり義務である。
◆**女性ホルモンはエストロゲンとプロゲステロン。**
　両者は卵巣から分泌され、前者を卵胞ホルモン、後者を黄体ホルモンともいう。
◆**エストロゲンは妊娠成立に、プロゲステロンは妊娠維持に働く。**
　妊娠は両者の共同作用である。エストロゲンは排卵を促し、子宮粘膜を厚くする。プロゲステロンは、授かった受精卵を大切に育てていく。
◆**卵巣は下垂体の命令に従う。**
　下垂体から卵胞刺激ホルモンや黄体形成ホルモンが出て、卵巣からの女性ホルモンの分泌を促す。下垂体は視床下部の命令に従っている。

---

column　二次性徴

　思春期になるとまず脳が成熟し、視床下部からの命令で下垂体が活発化し、その結果、卵巣・精巣が性ホルモンの分泌を開始する。この性ホルモンが全身に作用して、女子なら胸がふくらみ初潮を迎え、男子ならヒゲや変声などの変化が生じてくる。二次性徴のスタートは脳の成熟である。

性周期

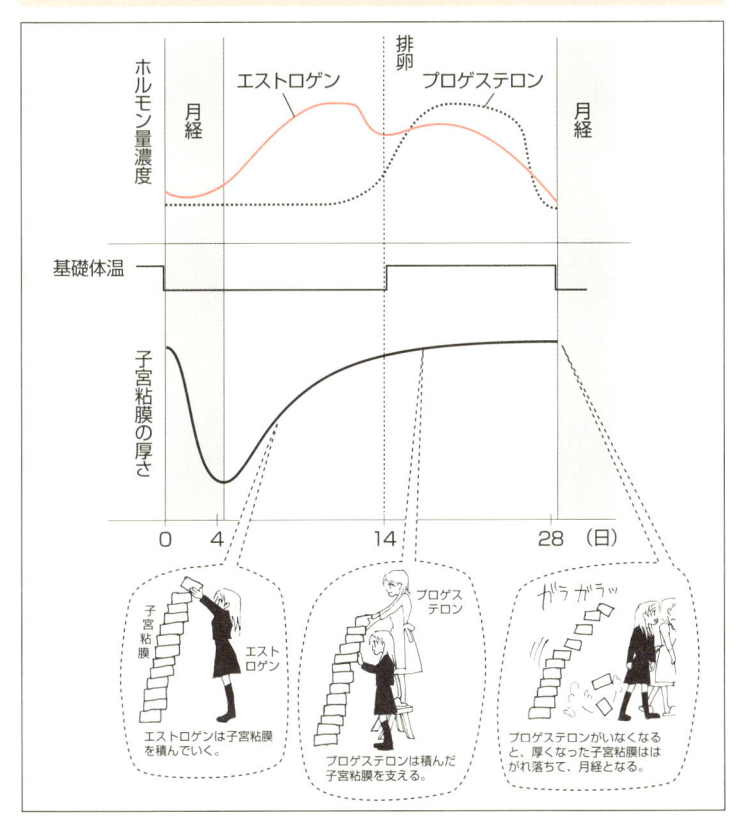

ホルモン量濃度: 月経 — エストロゲン — 排卵 — プロゲステロン — 月経

基礎体温

子宮粘膜の厚さ

0　　4　　　　　　14　　　　　　28（日）

- エストロゲンは子宮粘膜を積んでいく。
- プロゲステロンは積んだ子宮粘膜を支える。
- プロゲステロンがいなくなると、厚くなった子宮粘膜ははがれ落ちて、月経となる。

●エストロゲンの作用：エストロゲンは妊娠成立が仕事。二次性徴を起こし、卵巣から排卵を促す。子宮粘膜も厚くする。

病気の基礎知識　男性ホルモンとドーピング

　男性ホルモンとは、精巣から分泌される性ホルモン。男性らしくする作用を持つ。女性でも卵巣や副腎で少量作られている。女性が男性ホルモン過多になると変声、月経異常、多毛、ニキビなどが起こる。男性ホルモンのうち筋肉量を増やす作用が特に強いものを蛋白同化ホルモンといい、スポーツ選手のドーピングに用いられたこともある。

1．性ホルモン

❷ 妊娠

◆妊娠が不成立なら、排卵2週後にリセットかけてやり直し。

黄体の寿命は排卵後2週間。妊娠不成立では子宮粘膜も作り直す。古い子宮粘膜を捨てるのが、月経である。

◆受精卵は子宮粘膜に落ち着く。

卵子は卵巣から排卵され、卵管の中で精子と出会い受精する。受精卵は子宮粘膜にくっつく。これを着床という。

◆着床部に胎盤が作られ、胎盤からはホルモンが出る。

胎盤から黄体を維持させるホルモン(作用は黄体形成ホルモンと同じ)が出るため、プロゲステロンの分泌は継続される。妊娠判定には、この胎盤由来のホルモンの尿中の有無が利用されている。

◆プロゲステロンは、現在の妊娠の継続のために新たな排卵は阻止する。

経口避妊薬(ピル)の主成分はプロゲステロンであり、この性質を利用して排卵抑制により妊娠を防いでいる。

◆ヒトの妊娠期間は最終月経開始後40週間。

受精は妊娠2週目、重要臓器は妊娠8週頃には完成する。奇形を生じやすい重要な期間は妊娠5~8週であるが、妊婦は妊娠にまだ気がつかないことが多い。

> **column　副腎皮質ホルモンと性ホルモン**
>
> 糖質コルチコイド、電解質コルチコイド、女性ホルモン、男性ホルモンはいずれもコレステロールから作られ、構造が非常によく似ている。化学構造を微妙に変えるだけで全く異なる生物学的効果を生み出している、人体のシステムの神秘さを感じてほしい。

授乳中は妊娠しにくい

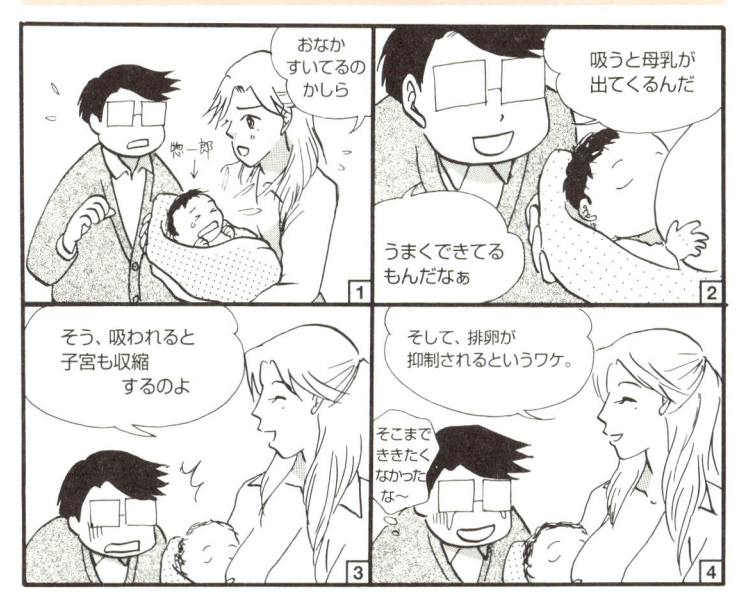

（コマ1）
夫：おなかすいてるのかしら
妻：（赤ちゃんを抱く）

（コマ2）
夫：吸うと母乳が出てくるんだ
うまくできてるもんだなぁ

（コマ3）
妻：そう、吸われると子宮も収縮するのよ

（コマ4）
妻：そして、排卵が抑制されるというワケ。
夫：そこまでききたくなかったな〜

◆乳児が乳首を吸うと母乳の産生量も噴出力も増す。さらに子宮は収縮し排卵も抑制されるので、授乳は母親側にもメリットがある。これらは乳首吸引刺激でオキシトシンやプロラクチンの分泌が増えたせいである。オキシトシンには、子宮収縮の作用のほか、乳腺内に溜まった母乳を射乳させる働きがあり、プロラクチンには乳腺に作用して乳汁の産生量を増やす働きがある。

病気の基礎知識　生理不順と月経不順、生理痛と月経痛

「生理」とは正常という意味を含む。生理学は正常状態の人体機能を解析する学問である。正常周期で来る月経が生理であり、異常周期の月経は「生理」とはいわない。したがって生理不順は誤用で、月経不順が正しい言い方。同様に痛みのないのが生理であり、痛いときは生理痛ではなく月経痛というのが正しい。

CHAPTER 11

神経

呼吸や循環などの生命維持のコントロールはすべて脳が行っている。ヒトがヒトとして生きていけるのは大脳皮質の高度な働きのおかげ。

❶ ニューロン

◆**ニューロンは神経細胞体、樹状突起、軸索からなる。**

　神経の細胞をニューロンという。細胞体から、多数の樹状突起と1本の軸索が出ている。刺激は樹状突起または細胞体で受け、軸索に伝わる。

◆**軸索と長い樹状突起を神経線維という。**

　軸索は細い糸のようなもの。長い樹状突起も神経線維の仲間に入れる。

◆**軸索は跳躍伝導で刺激が速く伝わる。**

　軸索には髄鞘（鞘のこと）があり、刺激はその髄鞘を飛び飛びに伝わるので、その分伝導速度が速くなる。髄鞘を持たないニューロンもある。

◆**軸索末端からは化学物質が出て、次の細胞に刺激を伝える。**

　この化学物質を神経伝達物質といい、この神経伝達物質の受け渡しの場所をシナプスという。シナプスでは、刺激は逆向きには伝わらない。

◆**ニューロンは興奮と静止の2つの状態しかない。**

　普段は静止の状態で、何か刺激を受けると一瞬だけ興奮の状態になる。その興奮状態が軸索を伝わっていき、最後は軸索の末端から神経伝達物質を分泌する。分泌された神経伝達物質は次の細胞に刺激を伝える。

ニューロンとシナプス

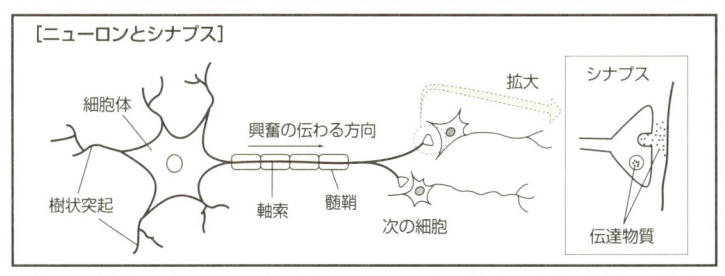

[ニューロンとシナプス]

- 細胞体
- 樹状突起
- 興奮の伝わる方向
- 軸索
- 髄鞘
- 次の細胞
- 拡大
- シナプス
- 伝達物質

神経が刺激を受けると興奮が生じ、その興奮は軸索を髄鞘（鞘）の継ぎ目ごとに飛び飛びに速く伝わり（跳躍伝導）、シナプスで神経伝達物質の分泌が行われる。通常は多数のニューロンがお互いに連絡しあい、網状に回路を形成している。脳はこの神経回路網の巨大な塊である。

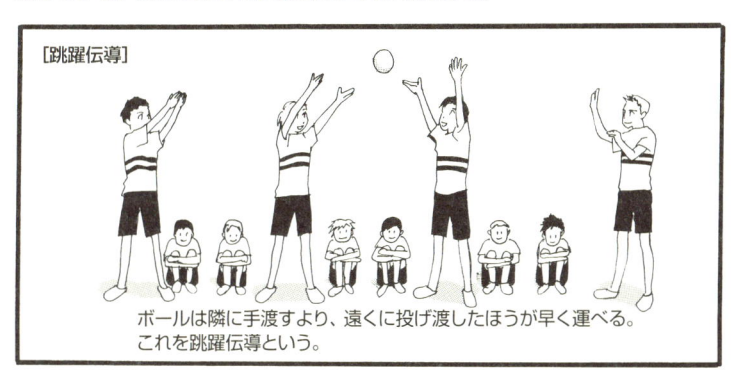

[跳躍伝導]

ボールは隣に手渡すより、遠くに投げ渡したほうが早く運べる。これを跳躍伝導という。

column ニューロンの興奮

ニューロンの興奮という現象は、細胞内外でのNa^+、K^+、Ca^{2+}などのイオンの移動や電位の変化などが本体である。しかしそのメカニズムは難しいので、あまり深入りしなくてよい。「ニューロンの興奮にはイオンの動きが関与している」、「イオンの動きとは電気の変化である」、ということだけ知っておけばよい。

1. ニューロン

❷ 末梢神経系

◆神経システムは、中枢神経系と末梢神経系とに分けられる。

中枢神経系とは脳と脊髄のこと、末梢神経系とは脳・脊髄から全身に向かって出ているヒモみたいなもののことである。

◆末梢神経には、知覚神経、運動神経、自律神経がある。

知覚神経とは中枢神経に向かって体内外の情報を伝えているもの。運動神経とは骨格筋に命令を伝えている神経である。

◆自律神経は、平滑筋・心筋・分泌線などを無意識的に制御している。

血流や内臓の働きを調節している。意識的ではないことに注目。

◆自律神経は、交感神経と副交感神経とに分けられる。

交感神経は体のアクセル、副交感神経はブレーキだと思えばよい。両者は反対の作用を持ち、体の反応は結局、両者の強いほうに従う。

◆交感神経は、消化器以外を活発化し、消化器を抑制する。
◆副交感神経は、消化器を活発化し、消化器以外を抑制する。

交感神経は心臓を活発化し、血圧を上げ、気管支を拡張させ、発汗促進、瞳孔を開く。消化器だけは抑制方向に働き、消化管の運動も消化液の分泌も抑制する。副交感神経の作用は、この逆。

> **column 迷走神経**
>
> 副交感神経の名称を1つだけ覚えておこう。それは「迷走神経」。迷走神経は脳から出て、全身、特に内臓や血管に重点的に広がっている。迷走神経の過度の興奮で血圧が下がりすぎると、脳への血流が不足し意識を失うことがある。血を見たときや朝礼などで倒れるのは、この迷走神経の興奮のしすぎのことが多い。これは「貧血」ではない。

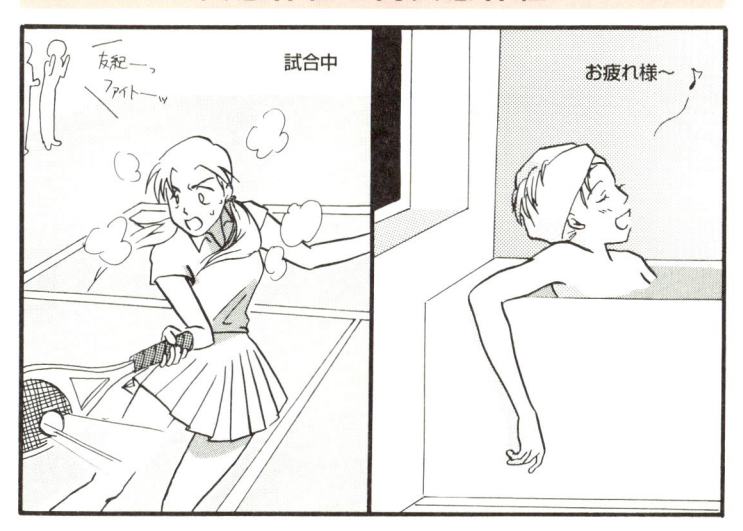

交感神経と副交感神経

試合中　友紀ーっ ファイトーッ　お疲れ様〜♪

◆交感神経優位の状態：興奮状態、心臓ドキドキ、血圧上昇、息はハアハア、目はギラギラ、汗じっとり、口はカラカラ。

◆副交感神経優位の状態：リラックス状態、心臓ゆっくり、血圧低下、呼吸もおちつく、瞳孔縮小、汗ひっこむ。消化活動だけは旺盛。唾液もたくさん出ている。

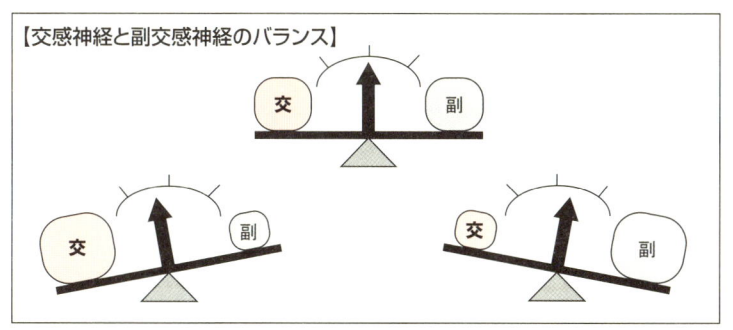

【交感神経と副交感神経のバランス】

◆自律神経の最終作用は交感神経と副交感神経のバランスで、相手より強いほうが勝ちとなる。自分が強くなっても勝ち、相手が弱くなっても勝ち、要するに優位になったほうの勝ち。

2. 末梢神経系

❸ 中枢神経系

◆**中枢神経系は脳と脊髄である。**

　脳と脊髄はもともとは同じもの。1本の棒が胎生期に棒の先端がふくらんで脳になった。脳と脊髄の境目のところを特に脳幹部といい、中脳・橋・延髄などに分けられる。橋の後部がふくらんで小脳になった。

◆**灰白質には細胞体が多く、白質には神経線維が多い。**

　中枢神経には、細胞体が集まったところと神経線維が多いところとがあり、灰白質・白質という。前者は灰色、後者は白色。

◆**グリア細胞はニューロンの世話をしている。**

　脳は、ニューロンとグリア細胞と血管の細胞からできている。グリア細胞はニューロンに栄養を与えたり、軸索の髄鞘の役目などをしている。

◆**視床下部は自律神経やホルモンの最高中枢である。**

　視床下部は生きるための体の状態、たとえば飲水，食欲，生殖，自律神経などを制御している。

◆**脳幹は生きるための必須条件、すなわち呼吸や循環を制御している。**

　脳幹が障害を受けると、絶対に生きていけない。

◆**小脳はじょうずな運動を補助している。**

　小脳は体のバランスをとったり、運動のコントロールなどをしている。

---

column　中枢神経系はデリケート

　脳はATPの消費量が大きく、大量の栄養と酸素を必要としているため、脳への血流は常に保たれなければならない。脳への血流が数秒途絶えると気を失い、数分でニューロンは死んでしまう。また血液中の毒物などがニューロンへ直接行かないように、脳の血管には関門がある。薬なども脳に直接到達するものと、脳には直接到達できないものとがある。

中枢神経系の構造と血液脳関門

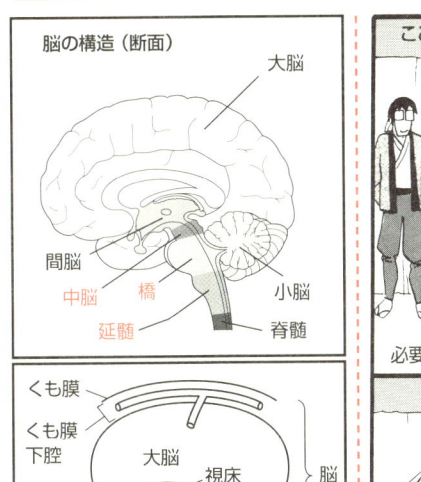

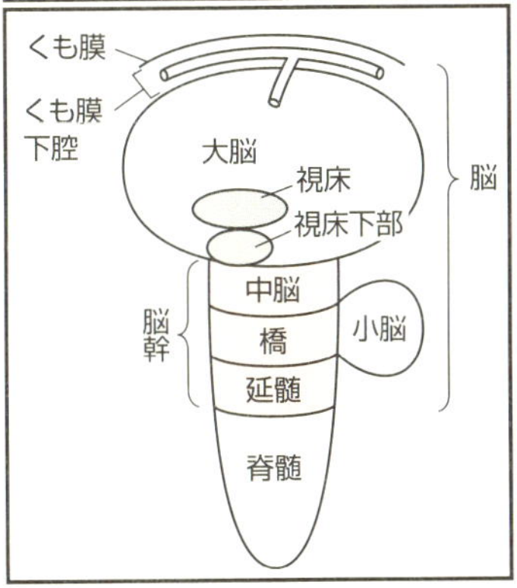

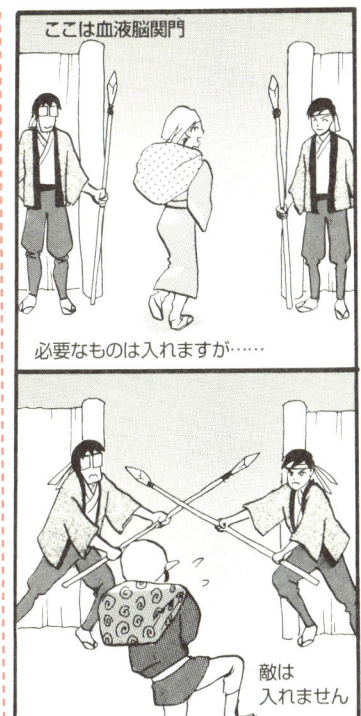

脳の構造（断面）
- 大脳
- 間脳
- 中脳
- 橋
- 延髄
- 小脳
- 脊髄

- くも膜
- くも膜下腔
- 大脳
- 視床
- 視床下部
- 中脳
- 橋
- 小脳
- 延髄
- 脊髄
- 脳幹
- 脳

ここは血液脳関門

必要なものは入れますが……

敵は入れません

● 中脳・橋・延髄を脳幹という。中枢神経のニューロンはデリケートなので、血液中の物質の中であるものだけが選別されてニューロンに届けられる。これを血液脳関門という。

病気の基礎知識　脳卒中

　脳卒中には大きく3種類がある。動脈が詰まったものが脳梗塞。脳内の動脈が破れて出血したものが脳出血。脳表面の動脈が破れたものがくも膜下出血である。これらを総称して脳卒中と呼んでいる。小さな脳梗塞が多発すると脳血管性の認知症になる。

❹ 大脳

◆大脳には機能の局在がある。

　肝臓などは右も左も同じ働きをしているが、大脳は、場所によりその働きが異なっている。これを機能の局在という。

◆大脳皮質は運動・知覚の最高中枢である。

　運動の命令の最初の発信源は大脳皮質であり、自覚できるタイプの知覚情報は大脳皮質に到達して初めて知覚として成立する。

◆大脳皮質は思考を行っている。

　ヒトがヒトとして生きていけるのは、思考を行っているからである。

◆思考は言語の上に成り立っている。

　思考は言葉を使って行っている。言葉を使うということには、聴く、読む、話す、書くという作業がある。つまり、言語情報の仕入れ、理解・解析、言語発信、という過程が必要である。これらの一連の作業も大脳皮質で行っている。

◆言語中枢は左大脳皮質にある。

　言葉の理解はウェルニッケの領域、言葉の構築はブローカの領域と呼ばれる部位で主に行われている。いずれも左大脳皮質にある。脳卒中などでは、右大脳よりも左大脳が障害を受けたときのほうが言語障害は強い。

> **column　記憶と海馬（かいば）**
>
> 　記憶には、数秒〜数分続く短期記憶と、数時間以上持続する長期記憶とがある。また言葉で覚える記憶と体で覚える記憶もある。これらはすべて異なったメカニズムで行われているらしい。言葉で覚える記憶には大脳の海馬という部位が重要な役目を果たしている。

大脳の機能の局在

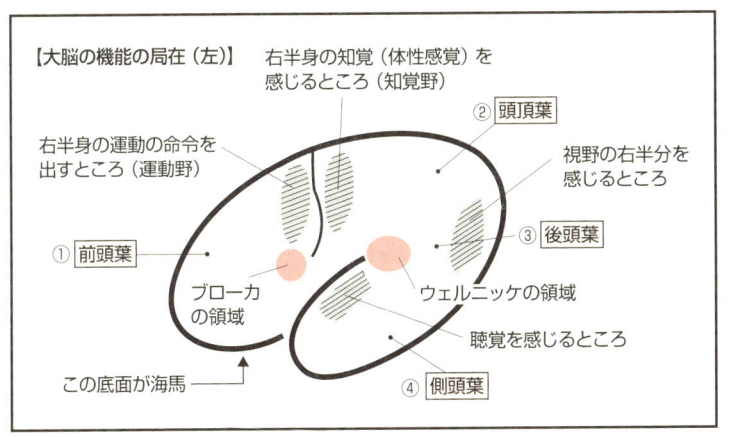

【大脳の機能の局在（左）】
- 右半身の知覚（体性感覚）を感じるところ（知覚野）
- ② 頭頂葉
- 右半身の運動の命令を出すところ（運動野）
- 視野の右半分を感じるところ
- ③ 後頭葉
- ① 前頭葉
- ブローカの領域
- ウェルニッケの領域
- 聴覚を感じるところ
- この底面が海馬
- ④ 側頭葉

→左大脳の模式図。大脳は前頭葉・頭頂葉・後頭葉・側頭葉の４つの部分に分けられる。言葉の理解・構築・発信は、複数の部位の共同作用で行われている。

病気の基礎知識　アルツハイマー病

　記憶障害から始まって次第に進行し、最終的には認知症になってしまう疾患。症状は脳血管性の認知症とよく似ているが、血管の病気ではなくニューロン自体の病気である。脳の萎縮やニューロンの変性が特徴的で、原因は不明。

❺ 感覚と閾値

◆**感覚は、体の内外の情報を知るための手段である。**
　体の内外の様子を知ることにより、体の状態を最適に保っている。

◆**感覚には自覚できるものと自覚できないものとがある。**
　音や痛みは自覚できるが、血圧・血糖値などは自覚できない。しかし体は血圧なども常に把握しており、自律的に適切に対処している。自覚できる感覚は、最終的には大脳皮質で感じ取っている。

◆**感覚は感覚受容器で感じ取っている。**
　感覚受容器は、特殊なニューロンもしくはニューロンによく似た細胞からできている。この細胞が、ある特別な刺激を感覚としてとらえている。

◆**感じ取れる最弱の刺激の強さを閾値（いきち）という。**
　閾値が高いものほど鈍感であり、閾値が低いものほど敏感である。

◆**刺激の強さと感覚とは必ずしも比例しない。**
　刺激が2倍になっても、2倍強く感じるわけではない。

◆**刺激に対する感覚が時間とともに低下することを順応という。**
　同じ刺激が続くと鈍感になり、刺激が途絶えると敏感になることが多い。

◆**刺激に対する瞬時の反応を反射という。**
　膝を叩くと膝関節が伸びる「膝蓋腱（しつがいけん）反射」が有名である。

> **column　最適刺激**
>
> 　目は光のみを感じ、臭いは感じない。それは網膜の感覚受容器が光刺激に強く反応するからである。これを最適刺激という。目を強くぶつけると光が見えることがあるが、これは網膜への強い物理的刺激に対し感覚受容器が反応し、光を受けたときと同じ反応を示したからである。

暗闇の中で

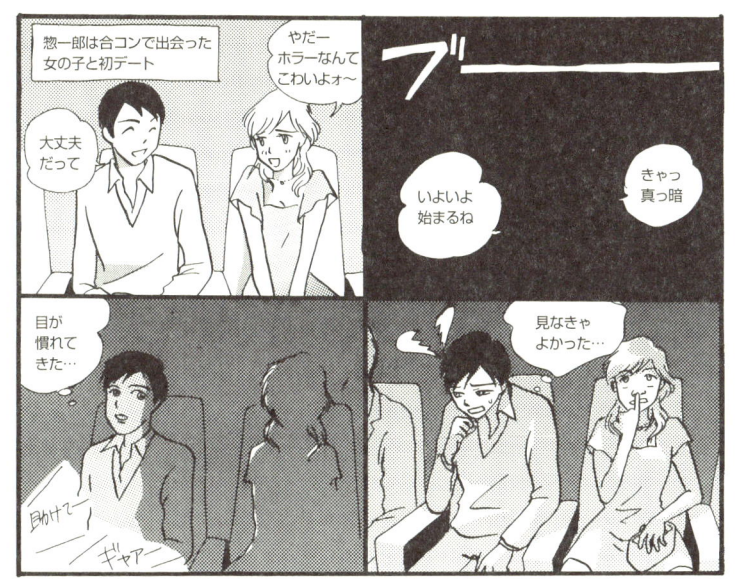

* 暗順応：明るいところから急に暗いところに入ると最初は何も見えない。しかし時間がたつと順応が起き、同じ光量でも見えるようになる。映画館でのデートは注意しましょう。
* 同様に、同じ臭いを長時間嗅ぎ続けると順応が起き、その臭いには鈍感になってしまう。

病気の基礎知識　腱反射

　筋肉、特に腱を軽く叩くと、筋肉が急に引き伸ばされた状態になる。その情報が脊髄に行き、脊髄は伸びた筋肉を縮めよという命令を下す。その結果、筋肉が収縮する。これを腱反射という。膝が最も観察しやすい（膝蓋腱反射）。この反射は脳卒中などで強くなり、しかも手軽に検査できるため、神経疾患の基本診察法の１つである。この反射は脚気などでは弱くなる。

❻ 皮膚感覚、痛覚、内臓感覚

◆**皮膚では、触圧覚、温覚、冷覚、痛覚を感じ取る。**

　これらの感覚のセンサーが皮膚にはある。このセンサーの密度は体の部位により違い、指先のような鋭敏な部位と背中のような鈍感な部位とがある。つまり皮膚感覚は体の場所により差がある。

◆**痛みは危険信号である。**

　痛覚は体の異常を知らせる警報である。皮膚だけでなく内臓や骨なども異常があると痛みを発信する。

◆**骨格筋の収縮程度や関節の曲がり具合などもモニターしている。**

　筋肉・腱・関節の中にもセンサーがあり、適切な力の入れ具合や適切な関節角度の状態などを常にモニターしている。これらの感覚を深部感覚という。また携帯電話のバイブレーターの振動なども振動覚として感じ取っている。

◆**内臓感覚には、意識にのぼるものとのぼらないものとがある。**

　内臓からの信号では、食欲、空腹感、口渇感、吐き気、尿意、便意などは意識にのぼり、体温、血圧、血液の浸透圧、pH、血糖値などは意識にのぼらない。意識にはのぼらなくても体はその変化に適切に対処している。

> **column　エンドルフィンと痛み止め**
>
> 　痛覚の感度を低下させているのが、麻薬やエンドルフィンという物質である。エンドルフィンは動物が作る蛋白質であるのに対し、麻薬は植物が作る非蛋白質の物質である。しかしなぜか麻薬はエンドルフィンと同じ作用を示す。また一般に市販されている痛み止めの薬は、痛覚神経に作用する物質（これは脂質の一種）の産生をブロックすることにより、痛みを軽減させている。

パブロフは人気者

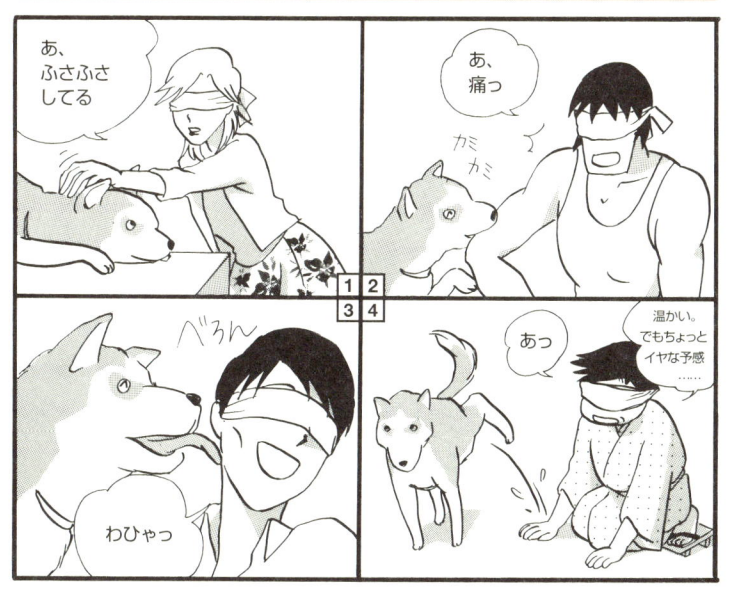

○皮膚感覚：触っている感触、皮膚への圧力、温かさ、冷たさ、痛みなどを皮膚では感じ取っている。

病気の基礎知識　関連痛

　脳は体の複数の部位からの信号を、そのまま全部独立して受け取っているわけではなく、途中で統合しながらグループにまとめ、そのグループからの情報として受け取っている。たとえば心臓からの痛みと左肩からの痛みは統合して心臓＋左肩グループの痛みとして処理している。ということは心筋梗塞のときは、心臓だけでなく左肩も同時に痛いと感じる。これを関連痛という。

❼ 視覚

◆**眼球を動かす筋肉を外眼筋という。**

眼球の外側に、眼球の向きを変える骨格筋が 6 本くっついている。左を見るときは左眼球は外側へ、右眼球は内側へ動かす。このように普通は眼球は左右非対称に動かす。

◆**瞳孔は、眼球内に入る光の量を調節している。**

虹彩にある平滑筋により、瞳孔の大きさは決まる。これは自律神経により調節されている。左右の瞳孔の大きさは常に同一である。

◆**網膜の血管は直接観察できる。**

眼球をうまくのぞき込むと、網膜が直接観察できる。網膜には血管があるので、動脈硬化が起こると網膜の血管も「硬く」見える。糖尿病でも独特の血管変化を観察できる。網膜の場所を眼底ともいう。

◆**両眼視をすることにより、立体視ができる。**

片眼で見ても遠近感は得られない。両眼で見るとその微妙な見え方や角度の違いから距離感が得られ、物体の立体的な形を感じ取れる。

> **column　視力**
>
> 普通の視力検査では、環の切れ目の認識能力を調べている。つまりどれだけ細かいものが見えるか、という検査である。しかし視力の要素には、この細かいものを識別する能力だけではなく、コントラストの差を見る能力、動きのあるものをいかに見るか、短時間でどれだけ見えるか、暗いところでどれだけ見えるか、視野の広さなどがあり、これらの総合力で視力は決まる。

近視と遠視と老視

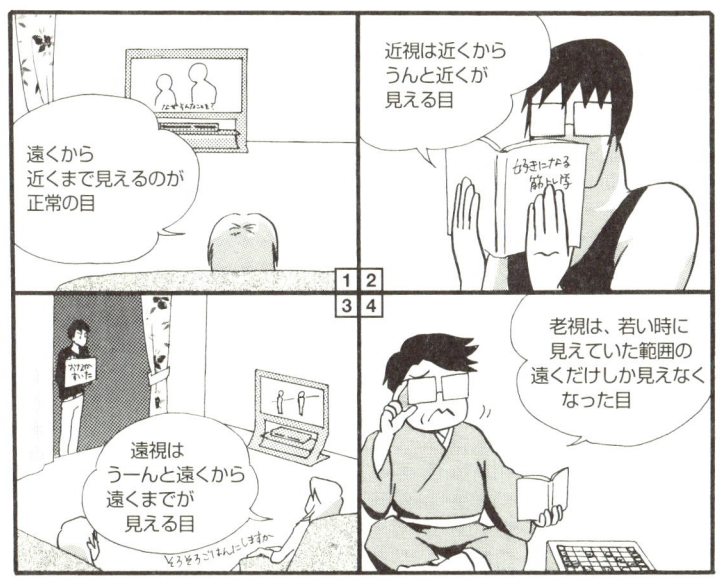

1	2
3	4

1. 遠くから近くまで見えるのが正常の目
2. 近視は近くからうんと近くが見える目
3. 遠視はうーんと遠くから遠くまでが見える目
4. 老視は、若い時に見えていた範囲の遠くだけしか見えなくなった目

◆ 近視は見える範囲が近くにずれたもの。遠視は見える範囲が遠くにずれたもの。老視は見える範囲が小さくなり、若いときに見えていた範囲のうち、遠くだけしか見えなくなった目。

病気の基礎知識　安物のサングラス

　眼球内に入る光の量は、瞳孔の大きさによって決まる。明るいところでは瞳孔は小さくなり、眼球内に入る光の量を減らす。逆に暗いところでは瞳孔は大きくなる。サングラスをかけると瞳孔は開く。もし紫外線をカットできない安物のサングラスをかけると、瞳孔が開いて大量の紫外線が眼球内に入り、目を痛めてしまう。安物のサングラスはかけないほうがよい。

❽ 聴覚、平衡感覚、味覚、嗅覚

◆耳は外耳・中耳・内耳からなる。

外耳は集音、中耳は鼓膜で振動形態の変換を行い、内耳の蝸牛でその振動を音として感じとっている。

◆内耳では聴覚だけでなく平衡感覚も感じ取っている。

内耳には、半規管と前庭というものがあり、3次元的な体の動きや向きを感じ取っている。半規管の半規とは分度器（半円形の定規）のこと。

◆内耳の異常でめまいが生じる。

めまいには、地球が回るタイプと自分がふらふらするタイプの2種類がある。前者は内耳の異常、後者は小脳などの異常のことが多い。

◆味覚は味蕾で感じとっている。

味蕾は舌に特に多い。基本味覚に甘味、酸味、塩味、苦味、うま味がある。うま味は日本で発見され、umami が世界中で通用する。

◆嗅覚は鼻腔の最上部で感じ取っている。

魚類は水中のにおいをかいでいる。哺乳類も、空気中のにおい物質を鼻腔の粘液中に溶かし込んで、その粘液のにおいを感じとっている。嗅覚中枢は摂食行動、性行動、怒り、快感などと同じところにある。

> **column　中耳の働き**
>
> 音は空気の振動である。空気の振動は水面ではね返ってしまい、そのままでは水を振動させることはできない。つまりプールサイドの声は水中に潜っている人には届かない。
>
> 中耳には、鼓膜があり、空気の振動を膜の振動つまり固体の振動に変え、その振動を内耳に伝える。内耳では水の振動に変換してその水の振動を音として感じ取っている。

よく聞こえません

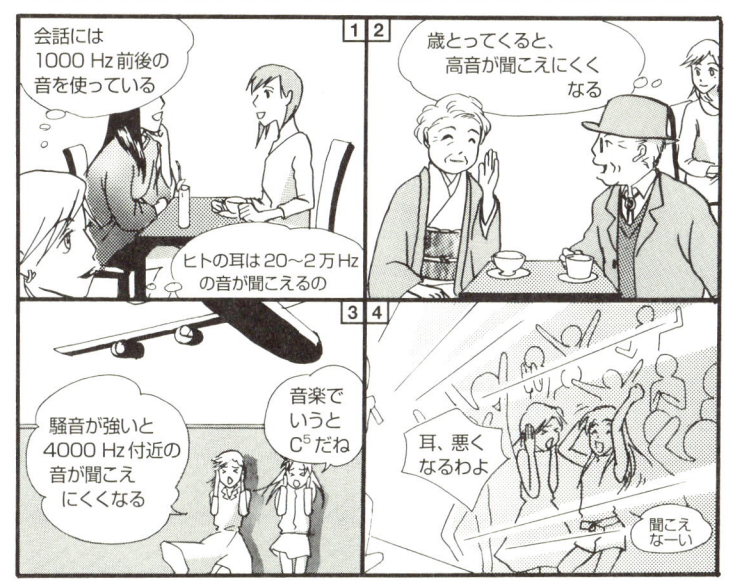

1. 会話には1000 Hz前後の音を使っている
   ヒトの耳は20～2万Hzの音が聞こえるの
2. 歳とってくると、高音が聞こえにくくなる
3. 騒音が強いと4000 Hz付近の音が聞こえにくくなる
   音楽でいうとC^5だね
4. 耳、悪くなるわよ
   聞こえなーい

◆難聴はその種類により聞きとりにくい音域がある。会話の音は1000 Hz前後であり、この音域が聞き取りにくくなると日常生活に支障を来す。

病気の基礎知識　突発性難聴とメニエール病

　突発性難聴は突然聴力低下を来す疾患。めまいは普通伴わない。メニエール病は突然のめまい・耳鳴り・難聴・吐き気などを起こす疾患。両者とも内耳の異常であり、原因は不明だがストレスは関与しているようである。

CHAPTER 12 運動系

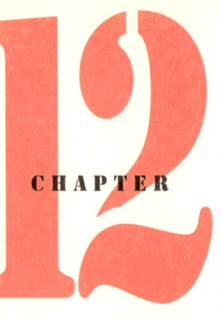

手足を動かす、体を支える、心臓を動かす、胃腸を動かす、これらはすべて筋細胞の収縮によるもの。影の主役はミオシンとアクチンという蛋白質。

① 筋肉

◆**筋肉には骨格筋・心筋・平滑筋がある。**
　骨格筋は意識的に動かせるので随意筋、心筋と平滑筋は意識的には動かせないので不随意筋である。骨格筋は運動神経、心筋と平滑筋は自律神経により動かされている。

◆**骨格筋は複数の骨にくっつき、その骨を支えたり動かしたりしている。**
　心筋は心臓、平滑筋は内臓や血管にある。

◆**筋肉の主要構成蛋白は、ミオシンとアクチンである。**
　両者ともヒモ状になって、規則正しく並び筋線維を作っている。

◆**骨格筋と心筋は横紋筋ともいう。**
　骨格筋と心筋では、ミオシンとアクチンの列が紋のように見える。平滑筋ではこの紋は見えない。

---

column　筋収縮のしくみ

　骨格筋では、ミオシンの線維とアクチンの線維がお互いに滑り込んで重なり合い、結果的に全体の長さを短くしている。箸箱の蓋をスライドさせると箱と蓋とを合わせた長さが変化するのと同じ原理である。筋力とは、この蓋をすべらせようとする力である。

筋収縮

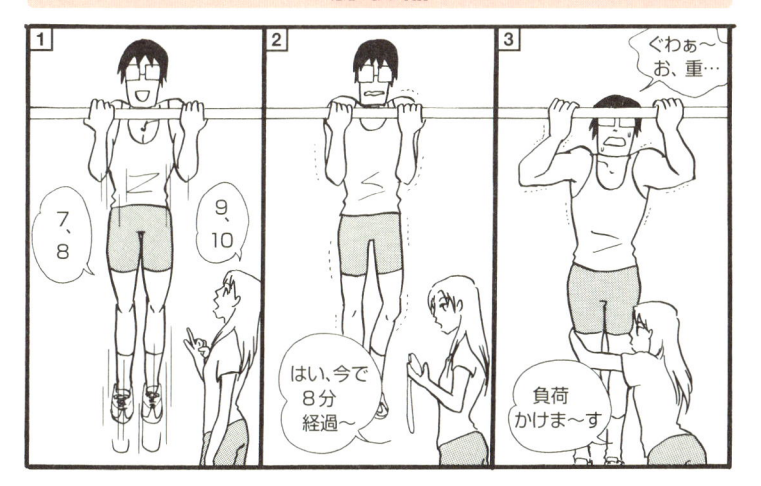

> 1 7、8
>
> 2 はい、今で8分経過〜
>
> 3 ぐわぁ〜 お、重… 負荷かけま〜す
>
> 9、10

◆筋収縮の種類：筋肉に力が入っても筋肉の長さが短くなるとは限らない。筋肉の長さが変わらないものや、かえって長くなる筋収縮もある。筋肉の長さが変わらない筋収縮を等尺性筋収縮という。

病気の基礎知識　肉ばなれ

　スポーツなどで筋肉に強い収縮を強いると、筋がその張力に耐えきれず、その一部が切れてしまうことがある。これが肉ばなれであり、その本体は筋の部分断裂である。同様な状況で腱が切れることもあり、アキレス腱断裂が有名である。

❷ 骨格筋

◆**骨格筋は、両端が腱となって骨にくっついている。**

腱はいわゆるスジである。腱と骨とは強固に結合している。例外的に顔面の骨格筋だけは皮膚にくっついて表情を作っている。

◆**骨格筋は屈筋と伸筋とがペアになっている。**

たとえば膝関節には、曲げるための筋（屈筋）と伸ばすための筋（伸筋）とが存在する。膝関節をゆっくり曲げるときは屈筋に徐々に力を入れ、その分伸筋は徐々に力を抜いている。両者の力の入れ具合は、脳でうまく適切にコントロールされている。

◆**骨格筋のエネルギー補給にはクレアチンを利用している。**

骨格筋はATPの力で収縮している。しかし細胞内の手持ちのATPは貯蔵量が少なく、すぐに消費してしまうので、クレアチンリン酸という形でATPを貯金している。不要のクレアチンは、クレアチニンにという物質に作りかえて尿中に捨てる。

---

column　マグロは赤筋、タイは白筋

骨格筋には赤筋と白筋とがある。赤筋は瞬発力はないが疲れにくく、白筋は疲れやすいが瞬発力がある。姿勢保持のように常に働いている筋肉は赤筋主体であり、腕のように敏捷な運動が必要な筋肉は白筋主体である。赤筋はミトコンドリアが多く、酸素を使ってクエン酸回路からATPを作っている。白筋はミトコンドリアは少なく、主に解糖系からATPを作っている。マグロのように休みなく泳ぎ続ける必要のある魚は赤筋が多く、タイのように波が来たときだけでよいが強く泳ぐ必要がある魚は白筋が多い。

筋肉を意識しよう by 健次

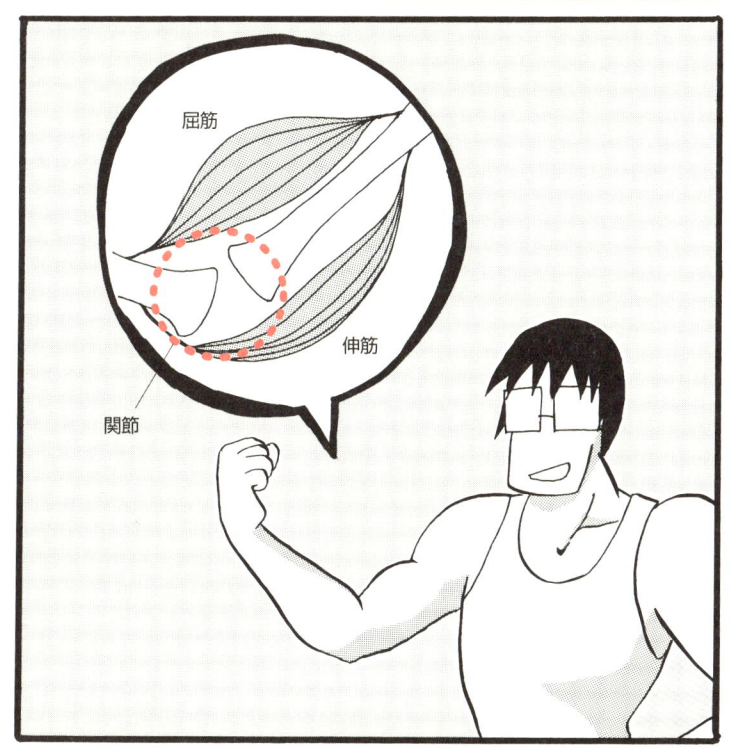

(図中ラベル: 屈筋／伸筋／関節)

● 主働筋と拮抗筋：上腕にできる力こぶが上腕二頭筋。肘を曲げるときは上腕二頭筋が主働筋である。この拮抗筋が上腕三頭筋。肘を伸ばすのは上腕三頭筋の作用。

病気の基礎知識　筋電図（EMG：electromyogram）

　筋肉の収縮時には、筋細胞内外でイオンの出入りが起こり、電気が発生する。この電位を記録したものが筋電図である。原理は心電図と全く同じで、電位の強さが収縮の程度を示す。体のあちこちに電極を置くと、何か動作をしたときにどの筋肉がどの程度働いているのかがわかる。通常は皮膚表面に電極を置くが、針状の電極を筋肉内に刺すこともある。

2．骨格筋

❸ 骨、関節

◆**骨には内臓の保護、造血、カルシウムの貯蔵の働きもある。**
　骨の機能は、体を支えたり動かしたりするだけではない。
◆**骨は骨細胞からできている。**
　骨細胞は、まわりに大量のカルシウムを沈着させている。骨細胞も栄養や酸素が必要であり、骨の中にもタテヨコに血管が走っている。
◆**骨と骨とは関節と骨格筋とでつながっている。**
　この骨格筋の収縮により、関節におけるお互いの骨の角度が変化する。
◆**軟骨は骨に変化する。**
　子どもの手足の骨は軟骨を含んでおり、その軟骨の細胞が分裂増殖しながら骨になっていく。その結果、骨が長くなって身長が伸びる。思春期でこの軟骨はすべて骨に変化してしまうので、身長はもう伸びなくなる。
◆**軟骨は関節内の骨表面にもある。**
　関節内で直接すれ合っているのは軟骨である。軟骨は気管や耳介などにも存在する。
◆**脊椎は椎間板を介して連結している。**
　椎間板が痛んで外にはみ出したのが、椎間板ヘルニアである。
◆**靭帯は骨や腱を動かないように固定している。**
　固定用の包帯みたいなものだと思えばよい。

---

column　骨回転

　骨は作るのと壊すのが同時進行している。これを骨回転という。通常はバランスがとれているので何もないようにみえるが、老年期では壊すほうが優勢となり骨がだんだんもろくなる。この病気を骨粗鬆症といい、閉経後の女性に多い。女性ホルモンが骨形成に関与しているからである。

水枕があれば痛くない

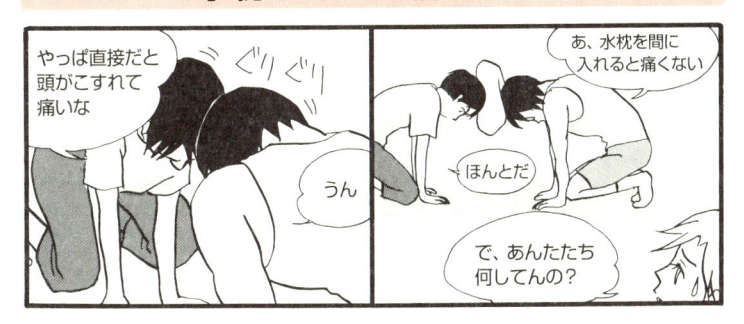

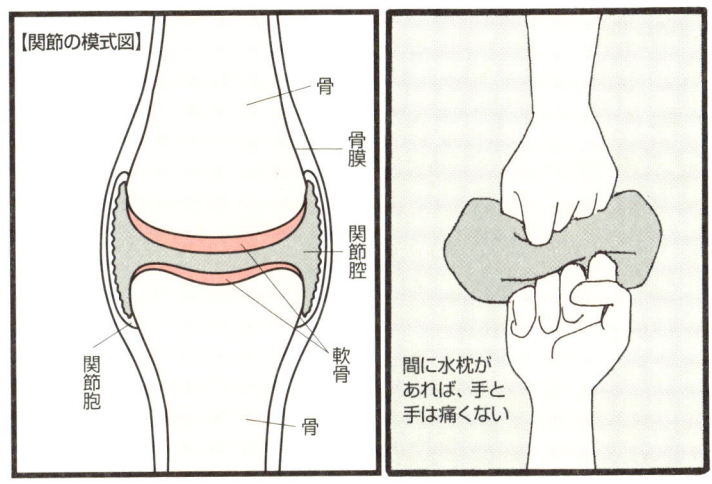

[コマ1]
やっぱ直接だと頭がこすれて痛いな
ぐりぐり
うん

[コマ2]
あ、水枕を間に入れると痛くない
ほんとだ
で、あんたたち何してんの?

【関節の模式図】
- 骨
- 骨膜
- 関節腔
- 軟骨
- 関節胞
- 骨

間に水枕があれば、手と手は痛くない

◆関節部は動きが激しくかつ力もかかるので、腔を間にはさんだ構造をしている。動くことによってお互いすれあっても、自分や相手に傷がつかないためである。腔の中には潤滑油代わりの少量の水が入っている。さらに骨の接触面は軟骨でカバーされている。

◆関節部に限らず、人体の中で動きのあるところ（たとえば心臓、肺、胃、腸、胆嚢、膀胱、子宮など）はすべて、腔を間にはさんだ構造をしている。

❹ 皮膚

◆**皮膚は表皮と真皮からなっている。**

表皮の細胞が死んではがれおちると、アカやフケになる。真皮は丈夫であり、革製品は動物の真皮を加工したもの。

◆**毛・汗腺・爪も表皮。**

ケガや熱傷などで皮膚が障害を受けても、毛根や汗腺が残っていれば、ほぼ完全に元の皮膚に再生可能である。全身の中でも毛根部は細胞増殖が極めてさかんな場所の1つである。

◆**皮膚の色の正体はメラニン。**

皮膚にあるメラノサイトという細胞がメラニンを作り、周りの細胞にメラニンを渡している。

◆**ほくろはメラノサイトの集合体。**

医学用語では、しみは肝斑（かんぱん）、そばかすは雀卵斑（じゃくらんはん）、ほくろは母斑細胞母斑（ぼはん）もしくは色素性母斑という。いずれもその本体はメラノサイトである。乳幼児に特徴的な小児斑（いわゆる蒙古斑）も、皮膚の深いところにメラノサイトが集合したもの。

◆**毛には立毛筋という平滑筋が付いている。**

この収縮により、鳥肌が立ったり動物の毛が逆立ったりする。

---

column 黒色の色素で青い目になる理由

メラニンは黒色の色素で、皮膚・毛・目などの色の主成分である。メラニン量が少ないと茶褐色、多いと濃くなり黒に見える。細胞内ではメラニンは顆粒の中に入っている。このメラニン顆粒の数が少なく、かつ直径が極めて小さいと青い光を強く散乱させ、青く見える。白人の目が青く見えるのと、空が青く見えるのは同じ原理である。

やけどのいろいろ

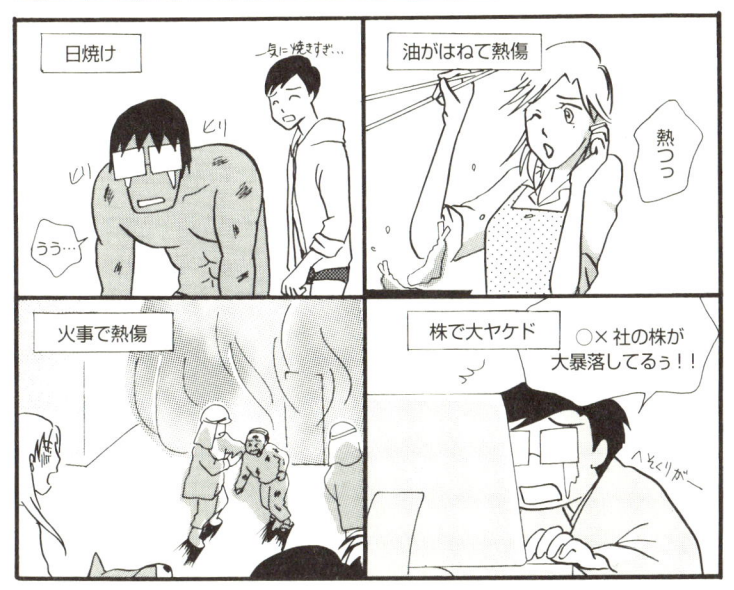

◆ 熱傷（やけど）：日焼けも熱傷の一種。水疱ができても清潔に保てば、ほぼきれいに治ります。火事の熱傷は重症。

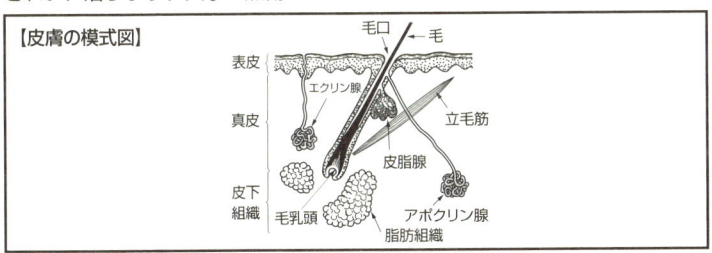

【皮膚の模式図】

表皮／真皮／皮下組織／毛口／毛／エクリン腺／立毛筋／皮脂腺／毛乳頭／アポクリン腺／脂肪組織

病気の基礎知識　皮膚の再生医療

　健康な皮膚の細胞を培養増殖させると、外傷や熱傷などの皮膚損傷時の治療に使える。同様に、若いときの皮膚の細胞を凍結保存しておくと、将来歳をとったときに若いときの自分の皮膚を手に入れることができる。アンチエイジング治療の一方法として、すでに実用化されている。

⑤ 体温と発汗

◆**体温**は熱産性と熱放散とで調節されている。

三大栄養素を酸化することにより熱を産生し、同時に体表面から熱を体外に放散させている。両者のバランスを調節することにより、体温は一定に保たれている。

◆**最大の熱産生器官は骨格筋である。**

ネズミなどでは褐色脂肪組織も重要な熱産生器官であるが、ヒトの場合は骨格筋が熱産生の主役である。

◆**熱放散の主役は汗である。**

蒸発するときに熱を奪うので、非常に効率のよい冷却システムである。皮膚の血流量は、暑いと増加して体内の熱を効率よく体表面から発散する。寒いときは皮膚血流量は減少し、熱の喪失を抑えている。

◆**体温は脳の視床下部の体温中枢が決めている。**

ここに体温をセットしているニューロンがある。このニューロンが体温を36.5度にしろ、とか39度に上げろとかの命令を下している。解熱剤はこのニューロンに作用してセット温度を下げさせている。

◆**わきがはアポクリン汗腺からの分泌物。**

ふつうの汗腺はエクリン汗腺といって、分泌物は薄い液体。アポクリン汗腺からの分泌物は細胞のちぎれたもので、脂質や蛋白質を多く含む。

> **column 恒温動物と変温動物**
>
> 細胞の機能を正確に行うには、温度は一定のほうが都合がよい。哺乳類や鳥類のような恒温動物では冷却装置がすぐれていて、大量に熱を発生させ上手に冷やしている。は虫類や両生類や魚類では、熱の発生量も少なく冷却機能も弱い。水は温度がそんなに変化しないので、魚類には厳密な体温調節機能はそもそも必要ない。

汗をかく

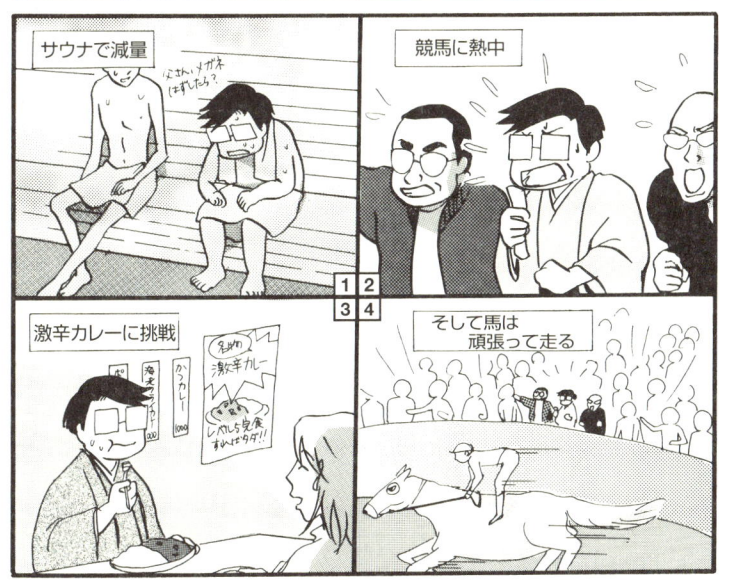

サウナで減量	競馬に熱中
激辛カレーに挑戦	そして馬は頑張って走る

● 発汗には 温熱性発汗・精神性発汗・味覚性発汗 などがある。ヒトがかく汗はエクリン発汗。ヒト以外の動物がかく汗はアポクリン発汗。

病気の基礎知識　熱中症

　炎天下でスポーツなどをやりすぎると、脱水になり体温も上昇してしまう。すみやかに水分補給、塩分補給、体の冷却などの処置が必要である。重症例を熱射病といい、意識がなくなり、体温が40度以上にもなる。出す水分がなくなり、発汗も停止する。

確認問題 5 （国家試験問題より）

Aさん、26歳の女性。夫、3歳と生後6か月の子どもとの4人家族で、現在授乳中である。頸部腫大に気付き近医を受診したところ、甲状腺機能亢進症と診断された。

問題 出現している可能性が高いのはどれか。
(1) 日中の眠気
(2) 満月様顔貌
(3) 末端肥大
(4) 易疲労感

（出典：第95回看護師国家試験問題（2006年）、午後 問49）

解説
(1) は甲状腺機能低下症に特徴的。
(2) はクッシング症候群に特徴的。
(3) は末端肥大症（成長ホルモン分泌過多）に特徴的。
(4) は甲状腺機能亢進症に特徴的。

答：(4)

確認問題 6（国家試験問題より）

　1型糖尿病を8歳の時に発症してインスリン療法を受けている10歳男児が、学校のキャンプに参加した。いつもより多く運動したが、インスリン注射や食事を日常と同様に行い就寝した。この男児は朝方5時頃に冷や汗や不快感を訴えた。

問題　最も適切な病態判定と対策はどれか。
（1）家族から離れてさみしいためであり、安心させて眠らせる。
（2）運動による興奮のためであり、水をコップ一杯飲ませてから眠らせる。
（3）糖尿病性神経症が考えられるので、帰宅してから精密検査を行う。
（4）高血糖によるケトアシドーシスが考えられるので、インスリン注射を行う。
（5）低血糖が考えられるので、糖質補給を行う。

（出典：第15回管理栄養士国家試験問題（2001年）、問16）

解説 前日、運動量は増えたのに食事とインスリンは日常と同様量であった。多く運動したのでその分エネルギー消費量も増え、低血糖になったのであろう。冷や汗や不快感は低血糖の症状。早急に糖質補給を行う必要がある。具体的には、アメ、角砂糖などを食べさせるのがよい。

答：(5)

巻末付録

主な血液検査項目[*1]

略号	名称	基準値[*2]	反映するもの[*3]
RBC	赤血球数	男性 500万個/μL 女性 450万個/μL	貧血で低下
Hb	ヘモグロビン	男性 16 g/dL 女性 14 g/dL	貧血で低下
Ht	ヘマトクリット	男性 45% 女性 40%	貧血で低下
WBC	白血球数	4000～8000個/μL	感染や白血病で上昇、骨髄障害で低下
PLT	血小板数	15万～40万個/μL	骨髄障害で低下
Na	ナトリウム	140 mEq/L	脱水で変動
K	カリウム	3.5～5.0 mEq/L	脱水で変動、腎障害で上昇
Cl	クロル	100 mEq/L	脱水で変動
Ca	カルシウム	10 mg/dL	PTHの影響大
P	無機リン	4 mg/dL	PTHの影響大
Glu	グルコース	100 mg/dL	糖尿病で上昇
HbA$_{1c}$	ヘモグロビンエーワンシー	6%以下	糖尿病で上昇
BUN	尿素窒素	25 mg/dL以下	腎障害で上昇
Crea	クレアチニン	1 mg/dL以下	腎障害で上昇
UA	尿酸	7 mg/dL以下	腎障害や痛風で上昇
TC	総コレステロール	220 mg/dL以下	肥満で上昇
LDL-C	LDLコレステロール	140 mg/dL以下	肥満で上昇
HDL-C	HDLコレステロール	40 mg/dL以上	肥満で低下
TG	中性脂肪	150 mg/dL以下	肥満で上昇

*1 肝機能検査に関してはp.13を参照のこと。
*2 ここに示したのは一応の目安。
*3 代表的なもののみ示した。

参考図書

- イラストでまなぶ生理学,田中越郎,医学書院,1993 年
- イラストでまなぶ薬理学,田中越郎,医学書院,2004 年
- イラストでまなぶ人体のしくみとはたらき,田中越郎,医学書院,2006 年
- オックスフォード生理学,Gillian Pocock,植村慶一監訳,丸善,2005 年
- ガイトン臨床生理学(原書 9 版),Arthur C. Guyton,早川弘一監訳,医学書院,1999 年
- ギャノング生理学(原書 22 版),William F. Ganong,岡田泰伸訳者代表,丸善,2006 年
- 図解生理学(第 2 版),中野昭一編集,医学書院,2000 年
- 好きになる生理学,田中越郎,講談社,2003 年
- 標準生理学(第 6 版),本郷利憲ほか監修,医学書院,2005 年

索引

略語索引

ACTH	adrenocorticotropic hormone　副腎皮質刺激ホルモン	91
ADH	antidiuretic hormone　抗利尿ホルモン	78, 91
AED	automated external defibrillator　自動体外式除細動器	62
ALP	alkaline phosphatase　アルカリホスファターゼ	13
ALT	alanine aminotransferase　アラニンアミノトランスフェラーゼ	12, 13
AST	aspartate aminotransferase　アスパラギン酸アミノトランスフェラーゼ	12, 13
ATP	adenosine triphosphate　アデノシン三リン酸	16, 22
BMI	body mass index　体格指数	20, 21
BUN	blood urea nitrogen　血液尿素窒素	130
CCK	cholecystokinin　コレシストキニン	6
Crea	creatinine　クレアチニン	130
CRH	corticotropin–releasing hormone　副腎皮質刺激ホルモン放出ホルモン	91
EMG	electromyogram　筋電図	121
FSH	follicle stimulating hormone　卵胞刺激ホルモン	91
GFR	glomerular filtration rate　糸球体濾過量（率）	74, 78
GH	growth hormone　成長ホルモン	91
Glu	glucose　グルコース	130
GnRH	gonadotropin–releasing hormone　　　　　　　　　　　　　　　　　　　　　　　　　ゴナドトロピン（性腺刺激ホルモン）放出ホルモン	91
Hb	hemoglobin　ヘモグロビン	42, 130
HbA_{1c}	hemoglobin A_{1c}　ヘモグロビン A_{1c}	130
HDL-C	high density lipoprotein–cholesterol　HDLコレステロール	18, 130
Ht	hematocrit　ヘマトクリット	40, 80, 130
LDH	lactate dehydrogenase　乳酸脱水素酵素	12, 13
LDL-C	low density lipoprotein–cholesterol　LDLコレステロール	18, 130
LH	luteinizing hormone　黄体形成ホルモン	91
PLT	platelet　血小板	130
PTH	parathyroid hormone　副甲状腺ホルモン	91
RBC	red blood cell　赤血球	42, 130
STD	sexually transmitted disease　性行為感染症	82
T_3	triiodothyronine　トリヨードサイロニン	91
T_4	tetraiodothyronine　サイロキシン	91
TC	total cholesterol　総コレステロール	130

TG　triglyceride　中性脂肪（トリグリセリド）	18, 130
TRH　thyrotropin-releasing hormone　甲状腺刺激ホルモン放出ホルモン	91
TSH　thyroid-stimulating hormone　甲状腺刺激ホルモン	91
UA　uric acid　尿酸	130
WBC　white blood cell　白血球	44, 130
γ-GTP　γ-glutamyl transpeptidase　γグルタミルトランスペプチダーゼ	13

事項索引

欧文・数字

1 秒率	26
ABO 式血液型	48
A 細胞	96
B 細胞	52, 96
B リンパ球	52, 54
HDL コレステロール	18, 130
LDL コレステロール	18, 130
Rh 式血液型	48
TCA 回路	16
T 細胞	52
T リンパ球	52
γ-グロブリン	54

和文索引

あ行

＜あ＞

アクチン	118
アシドーシス	38
汗	128
アセチルコリン	4
アセトアルデヒド	12
アトピー性皮膚炎	56
アドレナリン	66, 91, 94, 96
アナフィラキシー	57
アポクリン汗腺	126
アミラーゼ	2, 6
アルカローシス	38
アルコール	10, 12
アルツハイマー病	109
アルドステロン	78, 94
アルブミン	10, 13
アレルギー	56
アンギオテンシン	80
アンドロゲン	91
アンモニア	13, 18

＜い＞

胃	4
胃液	4
異化	17
胃潰瘍	5
閾値	110
インスリン	19, 91, 96
咽頭	2, 52

＜う＞

ウイルス性肝炎	13
ウェルニッケの領域	108
右心室	59
右心房	59
膿（うみ）	44
運動神経	104, 118

＜え＞

永久歯	2
エイズ	57
栄養血管	64
エクリン汗腺	126
エストロゲン	91, 98

133

エネルギー	16, 20
エリスロポエチン	80
嚥下	3
嚥下性肺炎	3
塩酸	4
遠視	115
延髄	106
エンドルフィン	112

＜お＞

横隔膜	24
黄体化ホルモン	91
黄体形成ホルモン	91
黄体ホルモン	91, 98
黄疸	7, 12
嘔吐	5, 39
横紋筋	118
オキシトシン	91
悪心	5
オリゴ糖	18
オリゴペプチド	18
温覚	112

か行

＜か＞

外眼筋	114
外呼吸	23
外耳	116
海馬	108
灰白質	106
外分泌腺	10, 88, 89
過換気症候群	29
顎下腺	2
過呼吸	39
下垂体	92
ガストリン	4
脚気	111
褐色脂肪組織	126
顆粒球	44
がん	14, 45
肝炎	13, 30
肝炎ウイルス	13
感覚	110, 112
換気	24
肝機能検査	12
眼球結膜	12
肝硬変	11, 14
肝細胞がん	15
関節	122
汗腺	124
肝臓	10
眼底	114
肝動脈	14
冠動脈	64
肝斑	124
肝不全	11
関連痛	113

＜き＞

記憶	108
気管支	26
気管支喘息	27, 56
気管支動脈	64
基礎代謝量	20
気道	24
機能血管	64
機能の局在	108
嗅覚	116
急性膵炎	7
橋	106
胸管	14, 70
胸腔	24
凝固因子	46
狭心症	65, 84
胸膜	52
虚血	64
虚血性心疾患	65
近視	115
筋収縮	118
筋電図	121
筋肉	118
筋肉ポンプ	70

＜く＞

クエン酸回路	16

屈筋	120	下痢	9, 39
クッシング症候群	95	腱	120
くも膜下出血	107	言語	108
クラミジア	82	原尿	74, 76
グリア細胞	106	腱反射	111
グリコーゲン	10	<こ>	
グリセリン	18	好塩基球	44, 56
グルカゴン	91, 96	恒温動物	126
クレアチニン	72, 76, 120	交感神経	104
クレアチニンクリアランス	78	口腔	2
クレアチン	72, 120	高血圧	21, 67, 69
グレリン	4	抗原	50, 54
<け>		虹彩	114
毛	124	好酸球	44
経口避妊薬	100	膠質浸透圧	36
下血	5	恒常性の維持	90
血圧	66, 68	甲状腺	92
血液	40	甲状腺機能亢進症	93, 128
血液ガス	28	甲状腺機能低下症	93
血液型	48	甲状腺刺激ホルモン	91
血液幹細胞	40, 45	甲状腺刺激ホルモン放出ホルモン	91
血液凝固	46	甲状腺ホルモン	91, 92, 96
血液凝固因子	10	酵素	17
血液検査項目	130	抗体	52, 54
血液透析	81	好中球	44
血液脳関門	107	喉頭	2
血球	40	後頭葉	109
月経	100	抗肥満食	20
月経痛	101	抗利尿ホルモン	78, 91
月経不順	101	誤嚥	3
血漿	40	呼吸	22
血小板	40, 46	呼吸中枢	28
血清	46	五大栄養素	16
血清アルブミン	36, 74	骨回転	122
血栓症	71	骨格筋	118, 120
血糖値	19, 96	骨髄	40
血友病	47	骨粗鬆症	122
血流量	71	ゴナドトロピン放出ホルモン	91
解毒	10	コリンエステラーゼ	13
ケトン体	19	コルチゾール	94
解熱剤	126	コレシストキニン	6

コレステロール	6, 10, 18, 94

さ行

<さ>

再吸収	76
細菌叢	8
再生医療	125
サイトカイン	90
細胞外液	34, 36, 40
細胞内液	34, 36, 38
左心室	59, 68
左心房	59
嗄声	2
酸塩基平衡	38
三尖弁	59, 60
三大栄養素	16

<し>

シアン化カリウム	23
視覚	114
耳下腺	2
色素性母斑	124
糸球体	72, 74
糸球体濾過量	74, 78
子宮粘膜	100
死腔	24, 26
軸索	102
刺激	110
自己	50
思考	108
篩骨洞	25
脂質	16
脂質異常症	21, 69
視床下部	92, 106
舌	116
自動体外式除細動器	62
シナプス	102
脂肪細胞	4
脂肪酸	18
雀卵斑	124
十二指腸	6
十二指腸潰瘍	5
樹状突起	102
受精卵	100
授乳	101
受容体	90
循環	58
順応	110
上位ホルモン	90
上顎洞	25
消化器	2
消化酵素	6
脂溶性ビタミン	6
小児斑	124
小脳	106, 116
上皮小体	91, 93
静脈血	59
静脈瘤	15
触圧覚	112
食道	2, 4
食道静脈瘤	14
食物繊維	8
食欲	4
除細動	62
女性ホルモン	98, 100, 122
初潮	98
自律神経	104, 118
視力	114
腎移植	80
腎盂	82
腎盂腎炎	83
心音	60
心筋	58, 118
伸筋	120
心筋梗塞	65, 69
神経	102
神経細胞体	102
神経線維	102, 106
神経伝達物質	102
心室細動	62
心臓	58
腎臓	72
心臓弁膜症	59

靭帯	122
浸透圧	36
心拍	62
真皮	124
腎不全	39, 80, 85
蕁麻疹	56

＜す＞

随意筋	118
膵液	6
膵炎	7
髄鞘	102, 106
膵臓	6, 96
ステロイド	56, 94

＜せ＞

生活習慣病	21
性行為感染症	82
青酸カリ	23
成熟	40, 45
生殖	98
声帯	2
成長ホルモン	91, 96
性ホルモン	94, 98, 100
生理	101
脊髄	106
セクレチン	6
舌下腺	2
赤血球	40, 42, 130
セルロース	8
線維素溶解現象（線溶）	46
前庭	116
蠕動	8
前頭洞	25
前頭葉	109
前立腺	82

＜そ＞

臓器移植	48, 51
造血	41
僧帽弁	59, 60
僧帽弁閉鎖不全症	61
塞栓症	71
側頭葉	109

た行

＜た＞

体液	34
体温	126
体脂肪率	20
代謝	17
体循環	58
大腸	8
大腸憩室	15
大動脈	59
大動脈弁	59, 60
大脳	108
胎盤	54, 100
唾液	2
唾液腺	2
多核白血球	44
脱水	38
多糖	18
単球	44
胆汁	6, 10, 42
胆汁酸	6
男性ホルモン	99, 100
胆石症	7
単糖	18
胆嚢	6
蛋白質	16, 18
蛋白同化ホルモン	99
蛋白尿	74

＜ち＞

知覚神経	104
蓄膿症	25
着床	100
中耳	116
中枢神経系	104, 106
中性脂肪	18, 130
中脳	106
腸	8
聴覚	116
蝶形骨洞	25, 92
聴診器	60

跳躍伝導	102

＜つ＞

椎間板	122
痛覚	112
爪	124

＜て＞

低血糖	96
鉄	10, 42
電解質	34
電解質コルチコイド	91, 94, 100

＜と＞

同化	17
瞳孔	114
糖質	16
糖質コルチコイド	56, 91, 94, 96, 100
透析	81
頭頂葉	109
糖尿病	19, 21, 39, 77, 96, 114, 129
動脈血	28, 38, 59
動脈硬化	21, 69, 114
動脈瘤	15
ドーピング	99
吐血	5
突発性難聴	117
トリプシン	6
トルコ鞍	92

な行

＜な＞

内呼吸	23
内耳	116
内臓脂肪型肥満	20
内分泌	88
軟骨	122

＜に・ぬ＞

肉ばなれ	119
二次性徴	98
二糖	18
乳歯	2
ニューロン	102
尿	78
尿意	83
尿管	82
尿細管	72, 76
尿酸	72
尿素	18, 72
尿糖	77
尿道	82
尿道炎	83
尿崩症	79
尿路	82
尿路感染症	83
妊娠	100
認知症	107, 109

＜ね＞

熱射病	127
熱傷	125
熱中症	127
ネフローゼ症候群	75
ネフロン	72

＜の＞

膿	44
脳	106
脳幹	106
脳梗塞	71, 107
脳出血	107
脳卒中	69, 107, 111
能動輸送	76
ノルアドレナリン	94

は行

＜は＞

肺活量	26
肺気腫	27
肺梗塞	71
肺循環	58
排泄物	72
肺動脈	59
肺動脈弁	59, 60
肺胞	24, 26
麦芽糖	2, 8
白質	106

橋本病	93
バセドウ病	93
バゾプレッシン	78, 91
発汗	126
白血球	40, 44, 130
白血病	45
バッファー	38
パラトルモン	91
反回神経	2
半規管	116
反射	110
半透膜	36

<ひ>

皮下脂肪型肥満	20
非自己	50
ヒスタミン	4
脾臓	52
ビタミン	16
ビタミンB_{12}	10
ビタミンD	80
必須アミノ酸	18
必須脂肪酸	6, 18
皮膚	124
肥満	20, 31
表皮	124
日和見感染	57
ビリルビン	6, 10, 12, 42
貧血	43, 130

<ふ>

フィードバック	90
フィブリノーゲン	46
副交感神経	8, 104
副甲状腺	92
副甲状腺ホルモン	91, 92
副腎	94
副腎皮質刺激ホルモン	91
副腎皮質刺激ホルモン放出ホルモン	91
副腎皮質ホルモン	100
副鼻腔	25, 92
浮腫	11, 36, 37, 75
不随意筋	118

不整脈	62
ブドウ糖	96
ブローカの領域	108
プロゲステロン	91, 98, 100
プロテアーゼ	6
プロトロンビン時間	13
プロトンポンプ	4
プロラクチン	91
分化	40, 45

<へ>

平滑筋	118
平衡感覚	116
閉塞性肺疾患	27
ペースメーカー	62
ペプシン	4, 6
ヘマトクリット	40, 80, 130
ヘム	42
ヘモグロビン	42
ヘリコバクター・ピロリ	5
変温動物	126
変声	98
扁桃	52
便秘	9
弁膜症→心臓弁膜症	

<ほ>

膀胱	82
膀胱炎	83
乏尿	78
ほくろ	124
骨	122
母斑細胞母斑	124
ホメオスターシス	90
ホルモン	88

ま行

<ま>

膜消化	8
マクロファージ	44, 52
マスト細胞	44, 56
末梢神経系	104
麻薬	112

マンシェット	69
＜み・む＞	
ミオシン	118
味覚	116
ミトコンドリア	16
ミネラル	16
脈圧	68
味蕾	116
無尿	78
＜め＞	
迷走神経	4, 104
メタボリック症候群	21
メニエール病	117
めまい	116
メラニン	124
メラノサイト	124
免疫	50
免疫グロブリン	54
＜も＞	
蒙古斑	124
毛細血管	37
網膜	114
門脈	14, 64

や行

やけど	125
やせ	20
輸血	48
溶血	49
ヨウ素	92

ら行

ランゲルハンス島	96
卵巣	98
卵胞刺激ホルモン	91
卵胞ホルモン	91, 98
立体視	114
立毛筋	124
リパーゼ	6
リンパ管	14, 70
リンパ球	44, 52
リンパ節	52
冷覚	112
レニン	80
レプチン	4
老視	115
濾液	74
肋間筋	24

わ行

ワクチン	55

著者紹介
田中越郎（たなかえつろう）
1980年　熊本大学医学部医学科卒業
現　在　東京農業大学応用生物科学部　教授，医学博士

NDC491　　150p　　19cm

好（す）きになるシリーズ

好（す）きになる生理学（せいりがく）ミニノート

　　　2008年7月5日　第1刷発行
　　　2012年1月15日　第5刷発行

著　者　田中越郎（たなかえつろう）
発行者　鈴木　哲
発行所　株式会社　講談社
　　　〒112-8001　東京都文京区音羽2-12-21
　　　　　販売部　(03) 5395-3622
　　　　　業務部　(03) 5395-3615
編　集　株式会社　講談社サイエンティフィク
　　　代表　柳田和哉
　　　〒162-0825　東京都新宿区神楽坂2-14　ノービィビル
　　　　　編集部　(03) 3235-3701
印刷所　株式会社双文社印刷
製本所　株式会社国宝社

落丁本・乱丁本は，購入書店名を明記のうえ，講談社業務部宛にお送り下さい．送料小社負担にてお取替えします．なお，この本の内容についてのお問い合わせは講談社サイエンティフィク編集部宛にお願いいたします．定価はカバーに表示してあります．

© Etsuro Tanaka, 2008

本書のコピー，スキャン，デジタル化等の無断複製は著作権法上での例外を除き禁じられています．本書を代行業者等の第三者に依頼してスキャンやデジタル化することはたとえ個人や家庭内の利用でも著作権法違反です．

JCOPY　〈(社) 出版者著作権管理機構　委託出版物〉

複写される場合は，その都度事前に (社) 出版者著作権管理機構 (電話 03-3513-6969, FAX 03-3513-6979, e-mail : info@jcopy.or.jp) の許諾を得てください．

Printed in Japan

ISBN978-4-06-154172-6

講談社の自然科学書

好きになるシリーズ

医学・看護・コメディカル向けの
わかりやすい入門書シリーズ

好きになる 生理学 （ミニノート）
田中 越郎・著
B6・150頁・定価1,575円

好きになる 生理学
田中 越郎・著　A5・206頁・定価2,100円

好きになる 解剖学
竹内 修二・著　A5・238頁・定価2,310円

好きになる 解剖学 Part2
竹内 修二・著
A5・214頁・定価2,100円

好きになる 解剖学 （ミニノート）
竹内 修二・著
B6・190頁・定価1,680円

好きになる 生物学
吉田 邦久・著　A5・254頁・定価2,100円

好きになる 人間生物学
吉田 邦久・著　A5・254頁・定価2,100円

好きになる 免疫学
多田 富雄・監修　萩原 清文・著
A5・166頁・定価1,890円

好きになる 分子生物学
多田 富雄・監修　萩原 清文・著
A5・206頁・定価2,100円

好きになる 病理学
早川 欽哉・著
A5・254頁・定価2,310円

好きになる 病理学 （ミニノート）
早川 欽哉／関 邦彦・著
B6・150頁・定価1,890円

好きになる 精神医学
越野 好文／志野 靖史・著絵
A5・174頁・定価1,890円

好きになる 栄養学
麻見 直美／塚原 典子・著
A5・246頁・定価2,310円

好きになる 救急医学 第2版
小林 國男・著　A5・232頁・定価2,100円

好きになる 睡眠医学
内田 直・著　A5・158頁・定価1,890円

好きになる 麻酔科学
諏訪 邦夫・監修　横山 武志・著
A5・173頁・定価2,310円

好きになる 薬物治療学
大井 一弥・著
A5・207頁・定価2,310円

定価は税込み(5%)です。定価は変更することがあります。　「2011年12月25日現在」

講談社サイエンティフィク　http://www.kspub.co.jp/